老年照护
图解
——健脑

主　审　宋玉强

主　编　柳国芳

副主编　魏　凌　周建蕊

编　者（以姓氏笔画为序）

马孟洁（青岛大学附属医院）　　　邹　璐（青岛大学附属医院）

王　岩（青岛大学附属医院）　　　张丙良（青岛大学附属医院）

王　笑（青岛大学附属医院）　　　张祎丹（青岛大学附属医院）

王　超（青岛大学附属医院）　　　张春华（青岛大学附属医院）

王　斌（青岛大学附属医院）　　　邵传锋（青岛大学附属医院）

王　煊（青岛大学附属医院）　　　尚　飞（青岛大学附属医院）

王利君（青岛大学附属医院）　　　岳　华（青岛大学附属医院）

孔瑶瑶（青岛大学附属医院）　　　周建蕊（青岛大学附属医院）

左明飞（青岛大学附属医院）　　　郑桃花（青岛大学附属医院）

史丽娜（青岛大学附属医院）　　　赵　倩（青岛大学附属医院）

吕雪华（青岛大学附属医院）　　　柳国芳（青岛大学附属医院）

刘　涛（青岛大学附属医院）　　　姜　莹（青岛大学附属医院）

刘苗苗（青岛大学附属医院）　　　姜　雪（青岛大学附属医院）

刘炜梅（青岛大学附属医院）　　　徐　茜（青岛大学附属医院）

孙文娟（青岛大学附属医院）　　　崔祥宇（青岛大学附属医院）

李永祥（青岛大学附属医院）　　　韩建玲（青岛大学附属医院）

李美芝（青岛大学附属医院）　　　葡翠翠（青岛大学附属医院）

杨海朋（青岛大学附属医院）　　　谭庆贺（青岛大学附属医院）

邱燕妮（青岛大学附属医院）　　　魏　凌（青岛大学附属医院）

人民卫生出版社
·北京·

图书在版编目（CIP）数据

健脑不见老 / 柳国芳主编. —— 北京：人民卫生出版社，2021.5

（老年照护图解丛书）

ISBN 978-7-117-31498-5

Ⅰ.①健… Ⅱ.①柳… Ⅲ.①老年人－脑－保健－图解 Ⅳ.① R161.1-64

中国版本图书馆 CIP 数据核字（2021）第 079860 号

人卫智网 www.ipmph.com	医学教育、学术、考试、健康，购书智慧智能综合服务平台
人卫官网 www.pmph.com	人卫官方资讯发布平台

老年照护图解丛书——健脑不见老

Laonian Zhaohu Tujie Congshu——Jiannao Bu Jianlao

主　　编：柳国芳

出版发行：人民卫生出版社（中继线 010-59780011）

地　　址：北京市朝阳区潘家园南里 19 号

邮　　编：100021

E - mail：pmph @ pmph.com

购书热线：010-59787592　010-59787584　010-65264830

印　　刷：人卫印务（北京）有限公司

经　　销：新华书店

开　　本：710×1000　1/16　印张：13

字　　数：181 千字

版　　次：2021 年 5 月第 1 版

印　　次：2021 年 7 月第 1 次印刷

标准书号：ISBN 978-7-117-31498-5

定　　价：55.00 元

打击盗版举报电话：010-59787491　E-mail：WQ @ pmph.com

质量问题联系电话：010-59787234　E-mail：zhiliang @ pmph.com

《老年照护图解丛书》
编写委员会

编委会主任　吴欣娟

编委会副主任　魏丽丽　黄　霞

编　委（以姓氏笔画为序）

朱永洁　刘娅婻　吴欣娟　柳国芳　祝　凯　黄　霞　魏丽丽

编委会秘书组（以姓氏笔画为序）

吕世慧　李　丽　李　霞

总主审　牛海涛

总主编　黄　霞　魏丽丽

分册主编（以姓氏笔画为序）

朱永洁　刘娅婻　柳国芳　祝　凯　黄　霞　魏丽丽

中华护理学会 青岛市护理学会科普委员会 青岛大学附属医院 组织编写

序

随着生活水平的提高，人口老龄化已成为我国需要面临和解决的问题之一。据调查，截至 2020 年年底，中国 60 岁以上的老年人达到 2.64 亿，占总人口的 18.7%，其中超过半数患有慢性病。心脑血管疾病、退行性骨关节病、慢性阻塞性肺疾病、糖尿病等疾病的发病率最高，且大多数老年人同时患其中的 2～3 种疾病。重大慢性病过早死亡率在 2015 年高达 19.1%，《"健康中国 2030"规划纲要》提出，2030 年我国平均寿命要提高到 79.0 岁，重大慢性病过早死亡率降低至 13.37%。由此可见，加强老年人常见病、慢性病的健康指导和综合干预，强化老年人健康管理，推动老年人心理健康与关怀服务开展，推动居家老年人长期照护服务发展，是达到纲要要求和健康目标的重要手段。

随着身体功能的衰退，老年人对自身的健康状态越来越关注，迫切希望获取自我保健和居家照护等方面知识。互联网时代医学科普宣传中存在大量"害人不商量"的伪科学和"无用也无害"的非科学。由于老年人基础医学知识匮乏，辨别"伪科普"的能力欠缺，所以亟需医学专业人士本着负责、严谨及循证的原则来进行医学科普书籍的策划和编写。

《老年照护图解丛书》（以下简称"丛书"）在这样的社会背景和需求之下出版发行，著书目的与《"健康中国 2030"规划纲要》的要求以及老年人的自我照护知识需求不谋而合。丛书共 6 册，包括《老年照护图解丛书——老年养心趣谈》《老年照护图解丛书——健脑不见老》《老年照护图解丛书——老年糖友俱乐部》《老年照护图解丛书——老年护肺宝典》《老年照护图解丛书——老年"骨"事汇》《老年照护图解丛书——老年难言之隐

那些事 》。丛书由专业医务工作者编写,以心血管系统、神经内分泌系统、呼吸系统、运动系统、泌尿生殖系统的常见疾病为主要内容,用深入浅出的语言,结合漫画及图解的形式详细介绍老年人在居家生活、防病治病、自我照护以及他人照护等方面应该注意和掌握的方式、方法。丛书知识全面,图文并茂,指导具体,内容贴合我国的社会发展现状,表现形式符合老年人的阅读习惯,让老年朋友能从中获取健康的生活理念、积极的生活态度和科学的照护知识。《 老年照护图解丛书 》是一套真正切合老年人照护需求的科普知识宣传教育书籍,在提高老年人健康素养,推进老年人居家照护等方面必将发挥重要的影响和作用。

感谢丛书作者们积极响应国家政策要求,不忘医者初心、牢记健康使命,在进行繁重的医学研究、临床实践以及护佑生命工作的同时把医学知识科普化、通俗化,惠及公众。感谢他们为实现全民健康,提升全民健康素养做出的贡献。

是为序。

中华护理学会理事长　吴欣娟

2021 年 1 月

前　言

伴随着社会经济的发展,我国人口老龄化进入快速发展期,据《中国老龄事业发展报告》预测,到 2026 年我国 60 岁以上老年人口将达到 3 亿,与这一人口结构变化趋势相伴随的是,老年人群中神经系统疾病如脑卒中、帕金森病、阿尔茨海默病等疾病发病人数呈持续增长趋势。由于老年人对科学防病、治病知识的缺乏以及对养生保健、康复护理等医疗服务需求的急剧增长,加强对老年人神经系统常见疾病的防治宣传、教育和指导,成为一项重要的健康工程。目前国内针对老年人神经系统疾病防治方面的科普书籍较少,编写此类科普书籍不仅可满足老年人对神经系统常见疾病防治方面知识的了解,也有利于提升其对疾病的自我管理能力。

本书主要包含老年人神经系统的变化、检查及配合要点、日常照护要点、康复照护要点、护脑照护要点、常见疾病的识别六大章节,依据医学专业知识,结合临床实践经验,以科普形式编写而成,是一本适合老年人群阅读的科普读物,旨在为老年人常见神经系统疾病的防、治与康复保健等方面提供指引。

本书具有系统性、通俗性、趣味性三大特点。系统性主要表现在通过对疾病的临床表现、识别就诊、检查要点、康复锻炼、日常预防等多方面阐述,使读者全面了解老年人常见神经系统疾病的前因后果;通俗性主要表现在本书将高深难懂的医学术语以图文并茂的形式展现出来,使其内容极具简洁性和普适性;趣味性主要表现在本书运用打比方、打油诗、历史典故、顺口溜等方式,使老年人在轻松愉悦的氛围中学习疾病知识,关注自身健康。

本书使用对话体、自述体、漫说体等写作手法,将医学与文学、医学与艺术结合,让老年人在科普阅读中掌握疾病的防护治理、康复训练、养生保健,达到"无病早预防、有病早治疗、防止伤病残"的目的。由于我们学识水平和能力有限,加之编写和出版时间紧、任务重,书中不足之处,敬请各位专家、同仁和广大读者们提出宝贵意见,以便修正和补充。

柳国芳

2021 年 1 月

目录

一、老年人大脑的变化

大脑的衰老是个十分深奥且复杂的过程。35 岁以后，有人就会出现记忆力衰退、计算能力下降等现象，这些现象与大脑老化有什么关系呢？我们一起来探索吧。

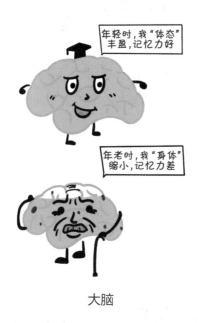

大脑

1. 一颗"核桃仁"的演变——大脑的变化

大脑的表面凹凸不平，从外观上看就像一颗"核桃仁"。

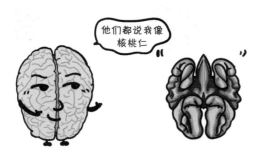

大脑与核桃仁

大脑分两个半球,左半球偏重于语言、逻辑思维等方面的表达,控制右边身体的活动;右半球侧重于音乐、美术等方面的表达,控制左边身体的活动。

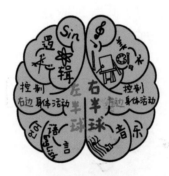

大脑半球

20 岁时大脑重量最大,约 1500 克,宛如刚从树上摘下的饱满核桃仁,可维持到 40 ~ 50 岁。到 70 岁时,脑组织重量只有年轻时的95%,而 80 岁时只剩 90%,并会出现脑回缩小、脑沟变宽等变化,这时的大脑就像一颗被晒干的核桃仁。

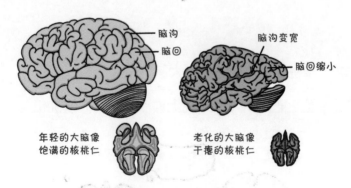

逐渐老化的大脑

大脑是我们语言、思维、行为的高级指挥官,随着大脑整体缩小老化,人就会产生远期记忆模糊、近期记忆遗忘、注意力不集中、睡眠时间缩短等变化。

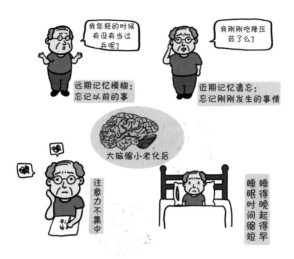

大脑老化后人的变化

2. 一根"树根"的演变——脑细胞的变化

脑细胞是构成脑的多种细胞的通称,包括神经元、神经胶质细胞等,显微镜下它们就像一根根树根,盘根错节地形成了我们的大脑,若将大脑比作一栋房子,脑细胞就是铸造房子的砖瓦。

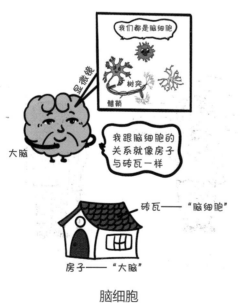

脑细胞

脑细胞老化的最终结局是凋零。人出生时脑细胞数量有 140 亿个,随着年龄的增长最多可达 850 亿~ 860 亿个,30 岁以后脑细胞数量每天凋零 10 万个左右,77 岁时减少到出生时的三分之二。

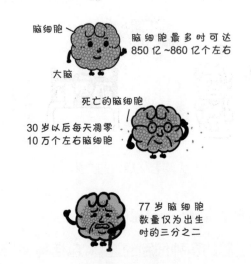

脑细胞
大脑
脑细胞最多时可达 850 亿~860 亿个左右

死亡的脑细胞
30 岁以后每天凋零 10 万个左右脑细胞

77 岁脑细胞数量仅为出生时的三分之二

衰老的脑细胞

人是否保持聪慧与脑细胞的凋亡速度有关,对于脑细胞凋零快的人来说,60 岁就可能变成痴呆;相反,凋零慢的人 80 岁高龄依旧耳聪目明。

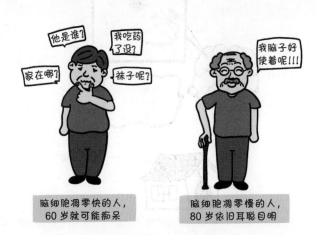

他是谁?
我吃药了没?
家在哪?
袜子呢?
我脑子好使着呢!!!

脑细胞凋零快的人,60 岁就可能痴呆

脑细胞凋零慢的人,80 岁依旧耳聪目明

脑细胞数量与智力

3. 一张"蜘蛛网"的演变——脑神经的变化

脑神经共有 12 对(24 支),它们就像一张"蜘蛛网"盘踞在我们的大脑里。

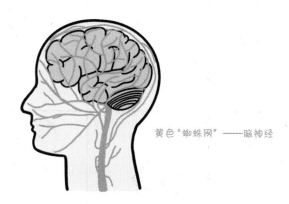

黄色"蜘蛛网"——脑神经

脑神经网

脑神经命名形式有两种,一是按照出入大脑的前后次序,用罗马数字 I ~ XII表示,二是根据功能来命名。

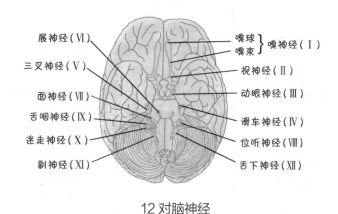

12 对脑神经

为了方便记忆,我们把脑神经名称编成了顺口溜:

一嗅、二视、三动眼;

四滑、五叉、六外展;

七面、八听、九舌咽；
迷、副、舌下，十二全。

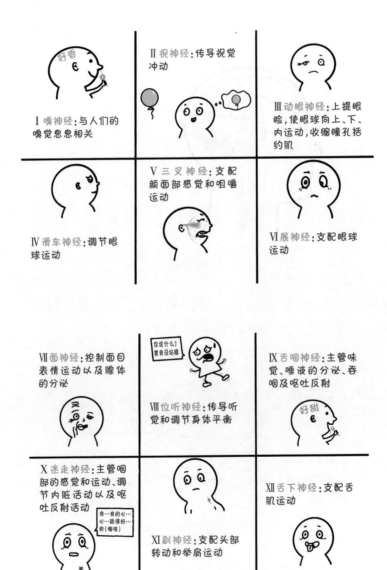

脑神经作用

通过外界的刺激,脑神经从中获取信息,传递信息,并做出相应的反应。

眼睛感觉器官看到梅子,将信息传至脑神经

脑神经整合信息,支配身体摘下梅子,并吃掉

大脑学习到梅子很酸,之后不再吃梅子

脑神经处理信息

随着脑神经的老化,传递速度逐渐变慢,人的反应力也渐渐下降,如听觉、嗅觉、感觉等功能逐渐减退。

年轻的脑神经传递速度快

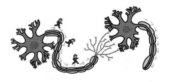

老化的脑神经传递速度慢

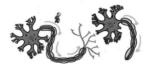

年龄与神经元信息传递快慢的变化

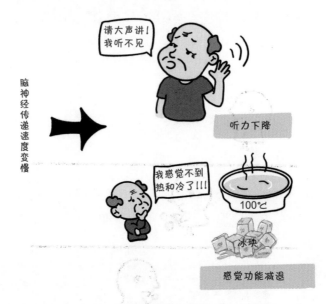

反应能力下降

4. 一条"软皮水管"的演变——脑血管的变化

脑血管就像是一条蜿蜒绵长的软皮水管,遍布于整个大脑,为大脑提供能量,是重要的"运输"部门,长度连接起来大概 10 万英里(约 160 934 公里)。

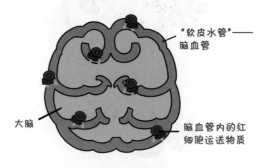

大脑运输部门

年轻的血管就像新买的软皮水管,饱满且富有弹性,为大脑及时提供能量。随着年龄的增长,脑血管也会老化,如弹性降低、脆性增加,好比风吹日晒的水管,变得没有弹性又容易裂开;而血管粥样硬化导致血流速度减缓,就好比久用的水管,难免管壁堆积杂质而影响水流速度。最终血管会发生病变并引起一系列疾病。

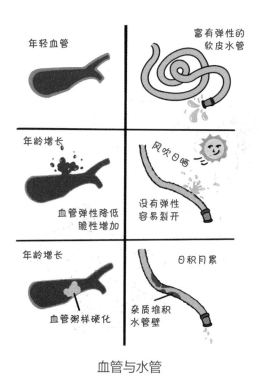

血管与水管

二、神经系统常见检查及配合要点

人们常说治病得对症下药,如何将"症"找出来呢? 这就不得不聊一下看病的必经之路——做检查。这些检查就像医疗界的"侦探",将引起疾病的"真凶"逐一呈现。同时,做检查时必须根据不同检查要求做好配合工作。

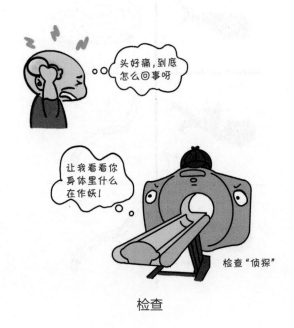

检查

1. 颅脑的检察官——颅脑 CT 影像

谁是大脑检察官,颅脑 CT 看一看。

无论出血或血栓,火眼金睛来分辨。

颅脑病变首选影像学检查——颅脑 CT 影像,分为常规 CT、CT 血管造影、CT 灌注成像三个阶段。

初级阶段——常规 CT(简称 CT):可用于脑出血、脑梗死、脑肿瘤、脑萎缩等疾病的诊断。

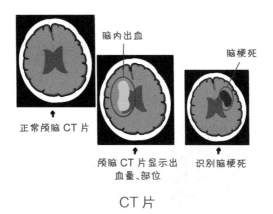

CT 片

中级阶段——CT 血管造影（简称 CTA）：通过静脉注射含碘造影剂，将脑部血管展现得一清二楚，对闭塞性血管病变提供重要诊断依据。

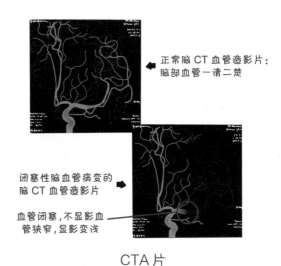

CTA 片

高级阶段——CT 灌注成像（简称 CTP）：需要注射含碘造影剂后显示局部血流量等情况，将缺血性脑血管病的诊断提早到发病后2 小时。

对于脑卒中人群，如果把大脑比作田地，脑血管比作沟渠，CT 就相当于给这一块田地拍了个照片，从而鉴别是干旱还是内涝；CTA 主要就是看哪里的沟渠出现了怎样的问题；CTP 主要是看土地干旱到了什么程度。

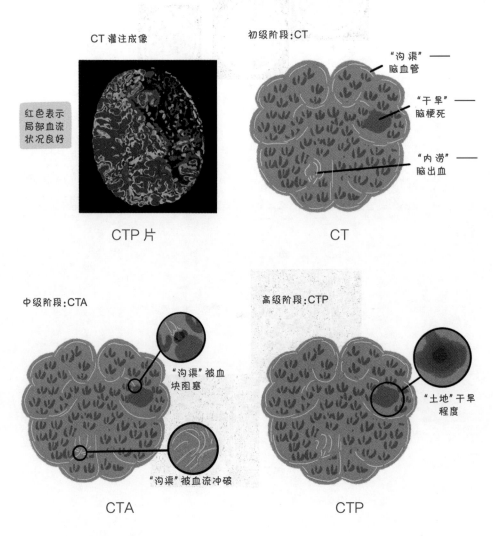

检查时注意事项

● 去除身上所有金属物品（如头饰、耳环、项链等），这些物品在扫描时会造成金属伪影，影响图像质量；

● CTA 和 CTP 不适用于甲亢及碘剂过敏患者；检查时建议家属陪伴；检查后，要多饮水以促进造影剂排出。

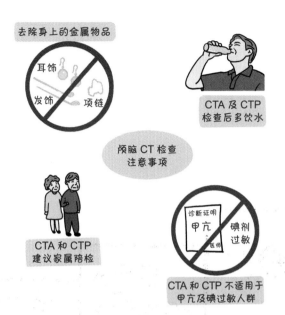

颅脑 CT 检查注意事项

2. 看清脑血管的真面目——脑血管造影

脑血管可真奇怪，看不着又摸不到。
生起病来怎么办？血管造影看一看。
诊断头颈部血管病变（如动脉瘤和血管畸形等）的金标准——脑血管造影，分为常规脑血管造影和数字减影血管造影（DSA）。

脑血管造影是通过在股动脉处穿刺，将含碘造影剂注入脑部血管，经过计算机处理后将脑部血管的形态、部位、分布和行径单独显示的一种显影技术。

数字减影血管造影（DSA）——具有简便快捷、影像清晰、并发症少等优点，因而常规脑血管造影已被取代。

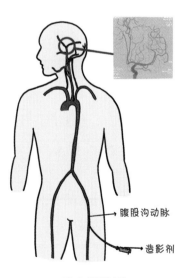

脑血管造影

检查前注意事项

● 禁食、禁水 4 ～ 6 小时，防止注射造影剂后发生呕吐，导致误吸入呼吸道造成窒息；

● 练习床上大、小便，防止术后不适应床上排便形式而导致便秘或尿潴留；

● 对碘剂过敏的患者禁止行造影检查。

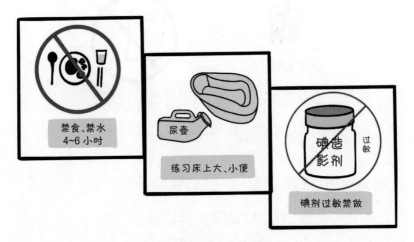

造影检查前注意事项

检查后注意事项

● 穿刺侧肢体制动 4 ～ 6 小时（保持伸直状态，不可屈曲），防止穿刺点出血，一般术后 8 小时左右可侧卧；

● 24 小时内需卧床、限制活动，24 小时后无异常情况方可下床活动；

● 多饮水（建议 1500 ～ 2000 毫升），以促进造影剂排泄，避免药物在肾脏蓄积引起肾损害。

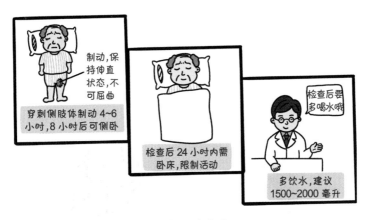

造影检查后注意事项

3. 识别脑病真凶的侦探——颅脑磁共振

口角歪斜又偏瘫,病因寻找挺难办,

寻找真凶需侦探,磁共振来看一看。

颅内病变最重要的检查手段——颅脑磁共振平扫(颅脑 MRI)。随着磁共振技术的发展,又推出了颅脑磁共振血管成像(颅脑 MRA)。

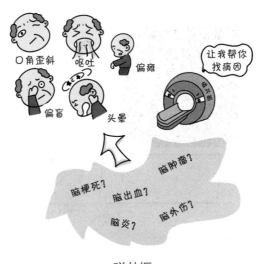

磁共振

颅脑磁共振平扫（颅脑MRI）——是通过磁场的原理，再经过计算机处理后得到成像。将颅脑内的每一层组织结构展现得一清二楚，就像千层饼一样，所呈现的图像清晰度高，且检查过程对人体没有放射性损害，常用于颅内病变的诊断。

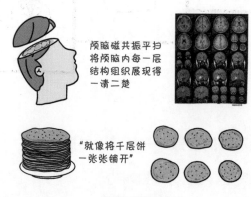

颅脑磁共振平扫将颅脑内每一层结构组织展现得一清二楚

"就像将千层饼一张张铺开"

颅脑 MRI

颅脑磁共振血管成像（颅脑MRA）——通过磁共振成像技术将血管结构单独显示，主要用于颅内动脉瘤、脑血管畸形、血管闭塞等诊断。既不需要穿刺也不需要造影剂，既无放射性损害又方便省时。

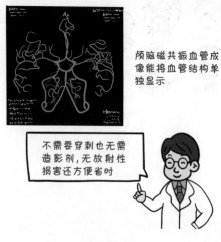

颅脑磁共振血管成像能将血管结构单独显示

不需要穿刺也无需造影剂，无放射性损害还方便省时

颅脑 MRA

检查注意事项

● 检查环境相对密闭,幽闭恐惧症患者应提前告知医师;

● 金属物质禁止带入检查室,因为检查时产生的磁场会将金属物质吸附;

● 病情危重的患者需在医师陪同下进行检查。

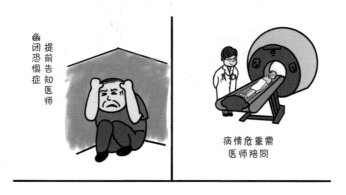

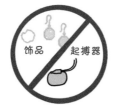

磁共振检查注意事项

四类人群不适宜进行磁共振检查

● 安装心脏起搏器的人;

● 眼球内金属异物的人;

● 动脉瘤银夹结扎术的人;

● 体内金属异物存留或金属假体的人,如骨折后体内钢板固定等。

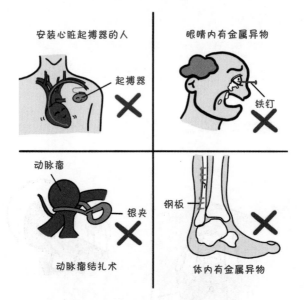

安装心脏起搏器的人 眼睛内有金属异物

起搏器

铁钉

动脉瘤

银夹

钢板

动脉瘤结扎术 体内有金属异物

四类不宜做磁共振检查的人群

4. 传递信息的波浪线——脑电图

意识丧失牙紧闭,您说这人是咋地?

小脑袋含大秘密,要想知道不容易。

脑电图可真神奇,细长线里寻病理。

脑电图是通过电子仪器,从头皮上将脑部产生的生物电位加以放大记录而形成的图形。主要用于癫痫、精神性疾病、脑肿瘤、脑外伤及脑变性病等的诊断,对抗癫痫药的停药具有指导作用。分为常规脑电图、动态脑电图、视频脑电图。

常规脑电图——记录的时间短,比较经济实惠、方便。

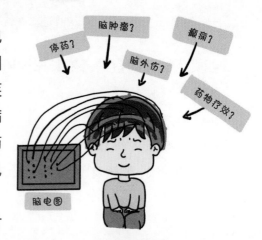

脑电图检查

动态脑电图——又称 24 小时脑电图,用于记录 24 小时脑电波的改变。容易受外界磁场的影响,造成误差,阳性率比常规脑电图高。

　　视频脑电图——在动态脑电图的基础上进行视频录像,既可以看到患者发病时的脑电图表现,也可以看到发病时患者的表现,检出率高,但费用较贵。

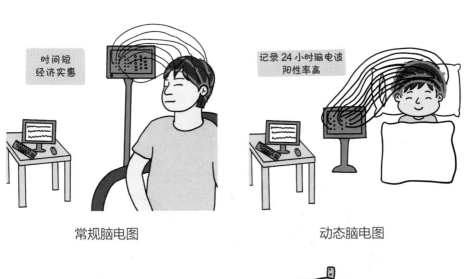

常规脑电图　　　　　　　　　　　　　动态脑电图

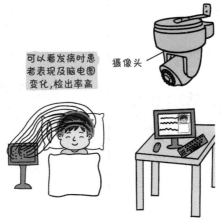

视频脑电图

检查前注意事项

● 检查前一晚将头发、头皮洗净,不用任何护发、美发用品(如啫喱水等),防止头皮油腻导致仪器易脱落;

● 检查前三天不要随便服药(尤其是镇静剂、安眠药、抗癫痫药等),以避免检查时形成假象,影响检查结果;

● 难以停药的癫痫患者需要交代清楚用药情况,以便检查人员参考;

● 避免过饥,以免低血糖影响检查结果;

● 做动态脑电图和视频脑电图时,检查前一晚需要晚睡,检查当天早起,以便检查时能及时入睡。

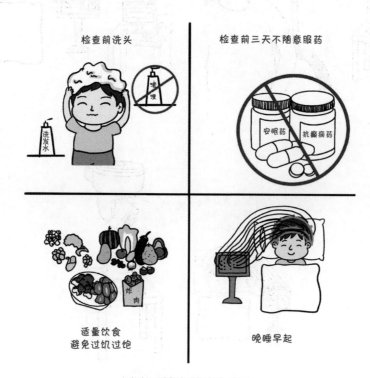

检查前洗头　　　　　检查前三天不随意服药

适量饮食　　　　　　　晚睡早起
避免过饥过饱

脑电图检查前注意事项

检查时注意事项

● 安静配合,不要紧张,听从医生的指导;

● 检查时,需卧床休息,尽量减少活动;

● 检查时勿拉扯电极片,以免仪器脱落;

● 关闭手机、平板电脑等电子设备或不带入检查室,以免影响检查结果;

● 检查当天如有发热,不宜进行检查。

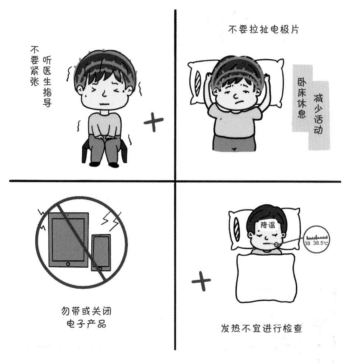

脑电图检查时注意事项

5. 识别病变的超声检查——颈动脉超声

小小超声真奇妙,不痛不痒能诊疗。

病变血管扫一扫,一清二楚病因找。

颈动脉超声是一种无创、简便的检查方法,是评估颈部血管结构、功能状态和动脉硬化斑块形态的有效手段之一,对缺血性脑血管病的诊断具有重要意义。

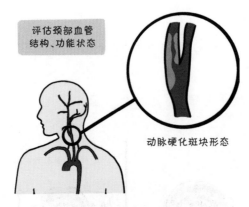

颈动脉超声检查

检查注意事项

- 检查前可适当饮食,不影响检查结果;
- 检查前摘除颈部装饰物并保持颈部清洁;
- 检查体位:仰卧位,颈部伸展,头略向一侧倾斜,配合医生的指导。

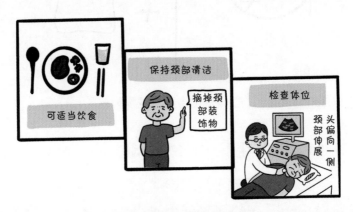

颈动脉超声检查注意事项

三、健康行为，合理饮食——老年人日常照护要点

老年人往往稍不注意就会引病上身，其实通过改变一些日常习惯就可以有效避免一些疾病。让我们一起学习一些"生活小妙招"吧！

（一）行为照护要点

殊不知看似平常的行为同样会给老年人带来"危险"，身为老年人的照护者应时刻警惕，生活中可以通过改变一些习惯来降低危害发生。

1. 冷天洗澡有顺序，避免脑卒中有成效

李阿姨："吴教授，网上说老年人在寒冷天气洗澡会引发脑卒中，这是真的吗？"

吴教授："是的，在寒冷的条件下，老年人未采取任何保温措施直接洗澡，有可能会引发脑卒中。首先身体直接暴露于冷空气中，体温下降，血管收缩导致血压上升；冲澡后，体温快速上升，这时血压进一步升高；等人体适应温度后，血管随之舒张导致血压下降。由于血压的剧烈波动，使血管内的斑块脱落，造成脑血管堵塞，或者导致脑血管破裂，从而引发脑卒中。"

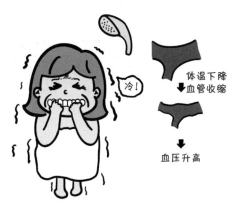

刚进入浴室

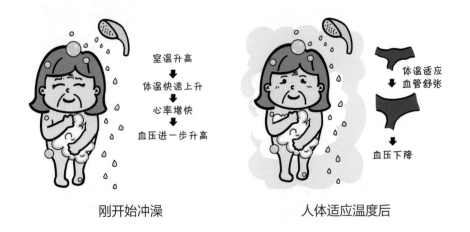

刚开始冲澡 人体适应温度后

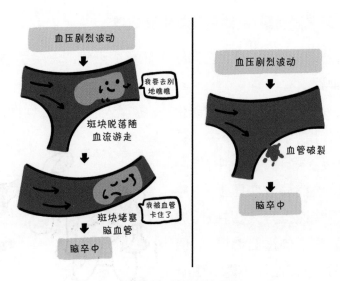

血压剧烈波动导致脑卒中

李阿姨:"原来冷天洗澡还真能导致脑卒中,但我总不能不洗澡了吧!"

吴教授:"那倒不至于,只要我们预防措施到位,是能够避免脑卒中的。"

李阿姨:"那我们老年人需要怎么做呢?"

吴教授:"首先,洗澡前15分钟开启浴室取暖设备,温暖整个浴室;接着打开花洒,让整间浴室充满水蒸气,当浴室温度基本保持在25℃时,就可以进去洗澡了。"

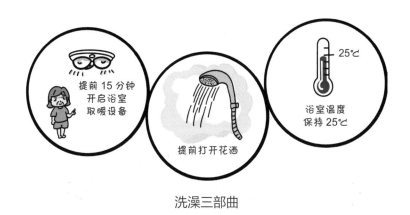

洗澡三部曲

吴教授:"最后,还要注意洗澡顺序。先洗脸,再洗手脚,然后冲身体,最后洗头。只要做好这些细节,洗澡时血压就不会变化过大,也就可以有效预防脑卒中的发生了。"

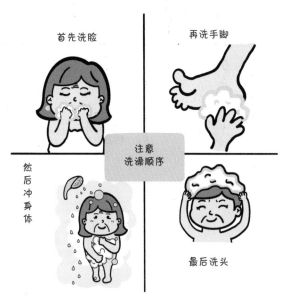

洗澡顺序

李阿姨："原来如此,谢谢吴教授,我这就回家告诉我老伴儿。"

2. 预防跌倒,健康到老

老年人由于机体衰老,往往会步态不稳引发跌倒,而患有神经系统性疾病时,如脑卒中、帕金森病等,跌倒的风险更大。老年人跌倒后造成的后果往往比较严重,生活中,防跌倒对老年人来说是件"大事"。

哪些人容易跌倒呢?

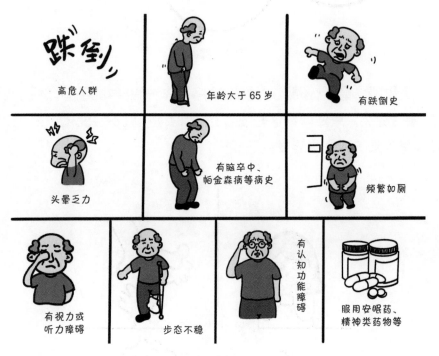

跌倒高危人群

跌倒后的损伤及处理措施

轻度:轻微擦伤,可自行处理,无需或只需稍微包扎。

较重:关节扭伤、有较大的伤口等,无法自行处理,需去医院进行包扎、缝合或打夹板等处理。

严重:引起脑出血、骨折等,需紧急去医院救治。

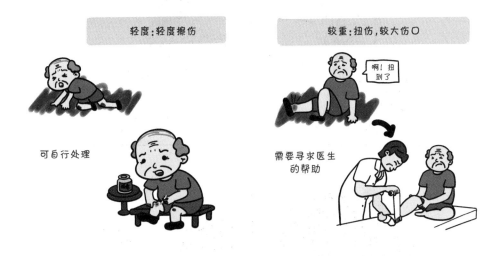

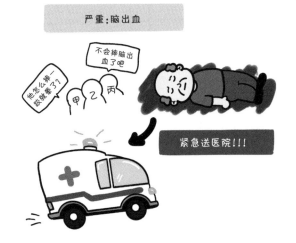

老年人应该采取哪些措施来防止跌倒?

挑选合适的鞋子

- 合脚:鞋不合脚会在行走时发生鞋内"位移",产生不舒适感;
- 防滑:鞋底应具有防滑能力,不建议穿拖鞋;
- 柔软有弹性:不会造成脚底板疼痛;
- 透气:避免脚底因出汗而打滑发生跌倒。

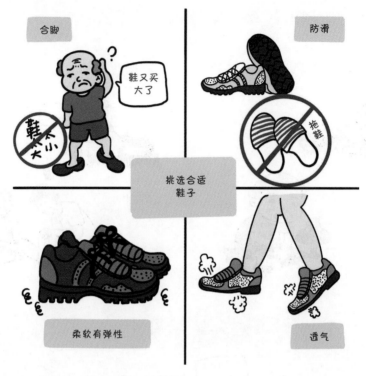

选鞋子

改善房间环境

(1)客厅、卧室改造

- 家具摆放不挡过道；

- 家具不宜过矮，以防注意不到造成跌倒；

- 将各种线路固定，或收起来，以防绊倒；

- 地面平整，不设置门槛；

- 卧室台灯触手可及，方便夜间照明。

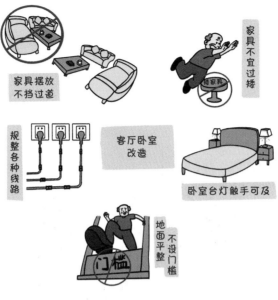

客厅卧室环境

（2）洗手间改造

- 地面保持清洁干燥，可增加防滑垫；
- 蹲厕改为坐便式马桶；
- 有条件的可在马桶旁安装扶手，方便老人起身。

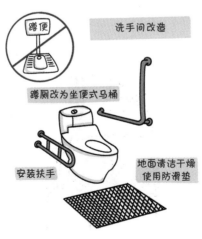

洗手间环境

(3)门厅换鞋处改造

- 避免杂物堆放；
- 换鞋时放置座椅。

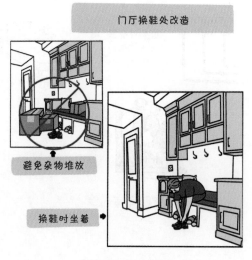

门厅换鞋处环境

髋关节保护器

建议步态不稳或者频繁跌倒的老年人使用髋关节保护器,跌倒时,能减少来自外界的撞击力,从而降低骨折风险。

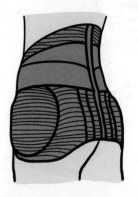

髋关节保护器

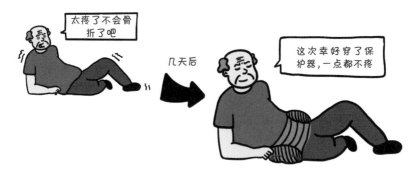

穿保护器减轻跌倒伤害

（二）饮食照护要点

俗话说"病从口入"，老年人该怎样吃才能有效避免"吃祸"呢？让我们一起看一下吧！

1. 饮茶与健康

现如今，茶已成为风靡世界"三大软饮料"之首，被誉为二十一世纪最健康的饮品。

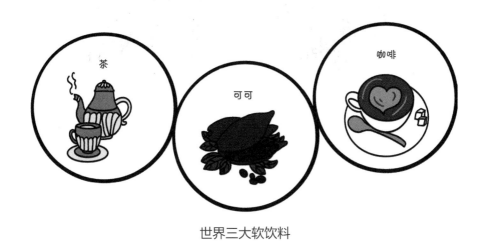

世界三大软饮料

经常饮茶有哪些好处呢?

● 降低胆固醇:改善血管功能,具有防治心脑血管疾病的作用;

● 提高新陈代谢:茶叶中的茶多酚和咖啡因能够促进脂肪水解代谢,有效控制体重;

● 改善记忆力:经常喝绿茶可以改善记忆力,防治神经系统疾病,尤其是脑卒中及老年痴呆症等;

● 延缓衰老:茶水中含有抗氧化成分,能预防脑血管老化。

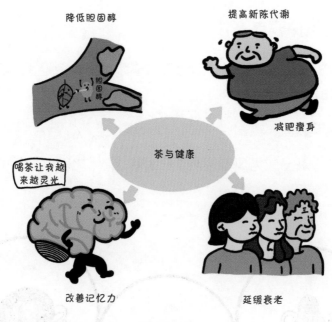

茶与健康

如何选择茶叶呢?

● 花茶:植物的花或叶或其果实制作而成。

茉莉花茶:具有安神、提高食欲、提高机体免疫力的功效。

柠檬茶:有效分解脂肪,对减肥很有帮助。

花茶种类繁多,有一定的适用人群,需在医生的指导下使用。

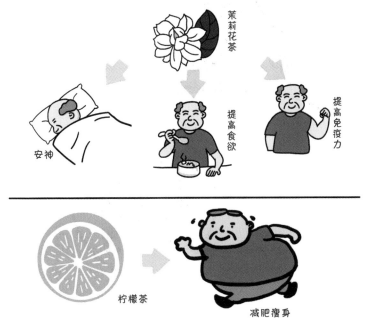

花茶与健康

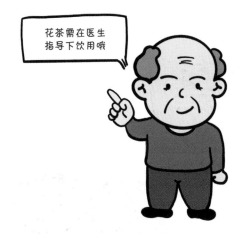

医生指导下饮花茶

● 绿茶:由茶树的新叶或芽制作而成。常饮绿茶能降低血脂,保护血管,减轻吸烟带来的危害。

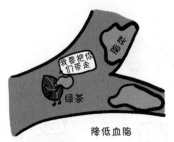

降低血脂

绿茶与健康

● 红茶:茶树新芽叶为原料,经发酵制作而成。具有降血脂、助消化的功效,适合肠胃功能不好尤其是体质虚寒的老年人。

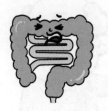

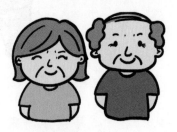

红茶与健康

饮茶有哪些注意事项呢?

● 空腹时不宜饮茶:妨碍消化;
● 三餐前后不宜大量饮茶:影响人体对蛋白质和铁质的吸收;
● 睡觉前不宜饮茶:会使大脑兴奋,影响睡眠,甚至失眠;
● 酒后不宜饮浓茶:加重心脏负担;
● 服药期间不宜饮茶:影响药物吸收。

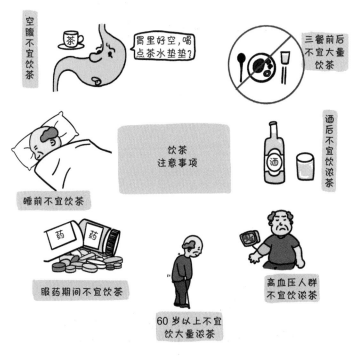

饮茶注意事项

另外,60 岁以上老年人、高血压人群不建议大量喝浓茶。饮茶虽然好处多多,但要学会科学饮茶,否则就会事倍功半。

2. "盐"多必失,摄入有度

冬日里阳光正暖,盐罐里的盐粒粒饱满,颗颗晶莹,一颗不安分的盐粒伸了个懒腰,和旁边的醋唠起了家常。

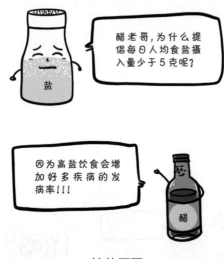

控盐原因

盐:"醋老哥,现在都提倡人均每日食盐摄入量不高于5克,这是为什么呢?"

醋:"众所周知,高盐饮食会导致脑卒中及心血管疾病,也可增加猝死的概率。老年人食盐过多还会引起老年白内障、骨质疏松等。"

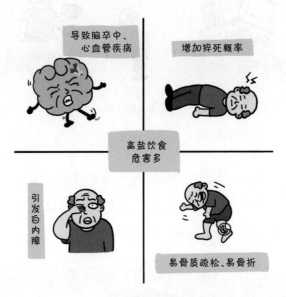

高盐饮食危害

盐："高盐饮食竟然可以引起这么多疾病！"

醋："是的。随着对盐的认识，人们对食盐量的控制越来越严格。我国成年居民食盐摄入普遍超过了推荐摄入量。如果将每人每日食盐摄入量控制在 5 克以内，每年能在全球范围内减少 125 万例脑卒中患者。"

盐："那以后吃盐直接一下减到 5 克，这样就安全了。"

醋："这您就错了！减盐也需要循序渐进。可以用辣椒、大蒜、醋、胡椒等为食物提味，逐步改变口味。还可以用低钠盐替代普通碘盐，低钠盐中的钠要比普通碘盐低三分之一左右，这对防治高血压有明显作用。"

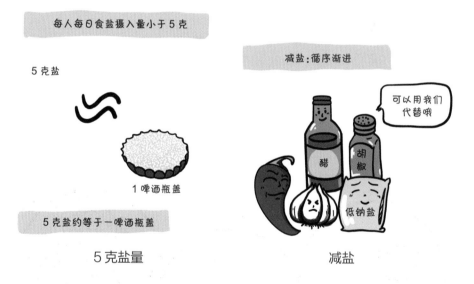

5 克盐量　　　　　　　　　　减盐

盐："是不是只要少吃盐，就可以避免很多疾病了？"

醋："非也非也，盐化学式为 NaCl，由钠离子和氯离子构成，所以我们还要提防那些隐藏高钠食物。"

盐："什么是隐藏高钠食物？"

醋："就是吃着不咸但实际含钠量高的食物，比如方便面、挂面、披萨、面包、美味零食、加工食品等,我们在日常饮食时应尽量少吃或不吃这些隐藏高钠食物。"

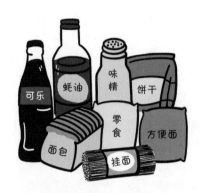

隐藏的高钠食物

盐:"那我能吃啥?"

醋:"我推荐给您一份低盐食谱,建议参考一下。早餐粥类(米30克)或牛奶250毫升或豆浆100毫升,馒头或花卷作为主食;午餐金银饭(大米50克,玉米糁50克),清蒸鱼,青菜炒木耳;晚餐杂粮米饭100克,炒虾仁,炒青菜,冬瓜汤。"

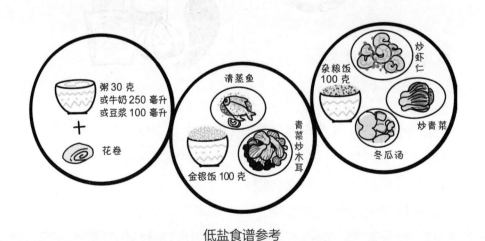

低盐食谱参考

盐:"听您讲这么多,我真是受益匪浅啊!"

3. 警惕糖的诱惑,科学食糖

糖的诱惑往往难以抵挡,高糖饮食无益于身体健康。长期高糖饮食者平均寿命比正常饮食者短 10 ～ 20 年。如何识别糖里面隐藏的危害以及如何科学食糖呢? 让我们一起来看看吧。

(1)警惕糖衣里的"炮弹"

最近,我在网上看了一部名为《一部关于糖的电影》的纪录片。影片主人翁为了找出糖对人体的作用,一日三餐均高糖饮食,最终导致体型变胖、出现了脂肪肝,情绪也会随着体内糖分的波动时好时坏,甚至出现了对糖的成瘾状况。通过影片我才知道,原来糖衣里是裹有"炮弹"的。

糖衣里有哪些"炮弹"呢?

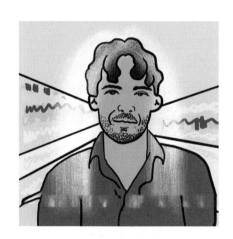
一部关于糖的电影

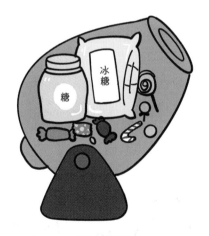
糖衣炮弹

炮弹 1——导致肥胖:当糖的摄入量超过身体使用量,就会转化为脂肪储存起来,引起超重或肥胖。

炮弹 2——诱发高血压:机体长期处于高血糖水平时,会引起心率加快、血压升高。

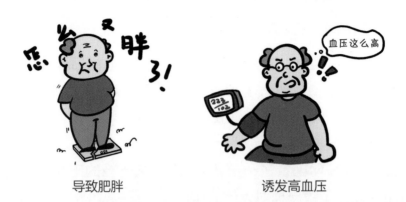

导致肥胖　　　　　　　诱发高血压

炮弹 3——诱发糖尿病：高糖饮食可以出现短暂性血糖增高，加重胰腺、胰岛负担；高糖饮食又容易导致胰岛素相对不足或胰岛素抵抗，大大增加了患糖尿病的风险。

炮弹 4——影响情绪：甜食摄入过多，会在体内积累过多的乳酸，从而影响中枢神经系统，导致精力不集中，出现各种情绪异常，这被称为"甜食综合征"。

炮弹 5——引发痛风：糖过量易导致人体内源性尿酸的形成，而尿酸过高，就很容易引发痛风。美国一项调查显示，大量喝甜饮料的人痛风的发病率比不喝甜饮料的人高出 120 倍。

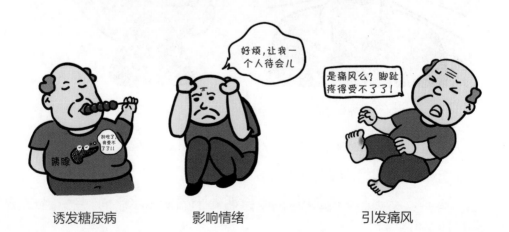

诱发糖尿病　　　　　　影响情绪　　　　　　引发痛风

（2）怎样科学控制糖的摄入量

世界卫生组织推荐：成人每天添加糖（白糖、红糖、蜂蜜等）的摄入量最好不超过25克，一定要控制在50克以内。

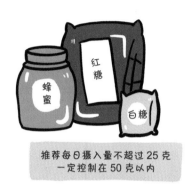

添加糖摄入量

我们每天应该怎样食糖才科学呢？

●吃甜点时不要配饮料，应选择白开水或茶水，这样不仅可以减轻甜腻感，还能因甜点吸水而增加饱腹感，从而避免吃得过多；

●进食早餐，如谷物或燕麦等勿加糖，为追求口感可加入新鲜水果、干果或果仁；

●选购新鲜水果，避免购买水果罐头等添加食品。

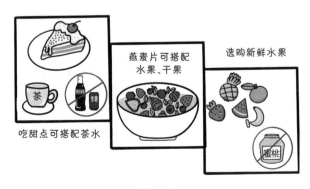

科学吃糖

总而言之,想要逃过添加糖的最好方法就是拒绝一切含糖饮料,购买没有加工过的牛奶、鸡蛋、米面、肉类、鱼类等食材。还要小心食物中的隐形糖,如乳酸菌饮料、蜂蜜柚子茶、纯果汁等。

4. 血脂高怎么吃

很多高血脂都是吃出来的,血脂高的人群要怎么吃呢? 我们推荐"四低一高一适量"的饮食方式。

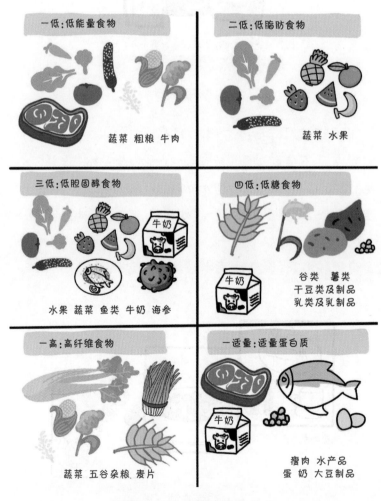

一低:低能量食物 蔬菜 粗粮 牛肉

二低:低脂肪食物 蔬菜 水果

三低:低胆固醇食物 水果 蔬菜 鱼类 牛奶 海参

四低:低糖食物 牛奶 谷类 薯类 干豆类及制品 乳类及乳制品

一高:高纤维食物 蔬菜 五谷杂粮 麦片

一适量:适量蛋白质 瘦肉 水产品 蛋 奶 大豆制品

"四低一高一适量"饮食方式

一低：低能量食物

● 蔬菜：各种青菜、萝卜、黄瓜、西红柿等；

● 粗粮：玉米、燕麦、高粱面等；

● 肉类：鸡胸肉、牛肉等。

二低：低脂肪食物

蔬菜、水果中脂肪含量比较低，同时警惕高脂肪食物的摄入，如：

● 油类：猪油、牛油、大豆油、花生油、芝麻油等；

● 肉类：尤其是肥肉类，如五花肉；

● 油炸类：油条、煎饺、炸鸡等。

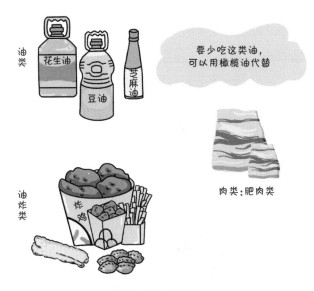

警惕高脂肪食物

三低：低胆固醇食物

水果、蔬菜、鱼类、牛奶等，同时警惕高胆固醇食物摄入，如：

● 动物内脏：毛肚、百叶、肥肠等；

● 油炸食品：油条、油饼等；

● 其他：鸡蛋黄等。

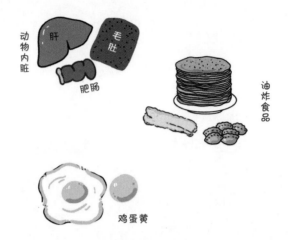

警惕高胆固醇食物

四低:低糖食物

- 谷类:极少加工的粗粮,如小麦、大麦、黑麦、麦麸等;
- 干豆类及制品:如绿豆、蚕豆、豌豆、扁豆、四季豆等;
- 乳类及乳制品:如全脂奶、脱脂奶等;
- 薯类:如马铃薯粉条、藕粉、魔芋和芋头等。

同时警惕高糖食物,如冰激凌、甜品、白砂糖等。

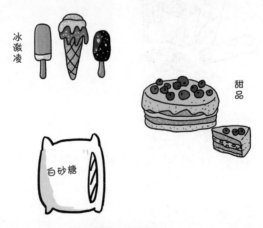

警惕高糖食物

一高：高纤维食物

● 新鲜蔬菜：如芹菜、空心菜、韭菜等；

● 五谷杂粮：麦麸、大麦、玉米、荞麦面、薏米面、高粱米、黑米等；

● 即食食品：麦片、燕麦片等。

一适量：适量蛋白质

瘦肉、水产品、蛋、奶及大豆制品等。适量的蛋白质是增加身体抵抗力，防治血脂异常的物质基础。

通过饮食控制，一部分人可以有效控制血脂，如效果不佳，请及时就医。

5. 看似美食佳肴，实则鸿门晚宴

项羽与刘邦双方战争相持不下，一日项羽心血来潮邀请刘邦赴宴，刘邦眉头一皱，心想："铁定无好宴！"

刘邦："不知今日宴席有何美食？"

项羽："沛公来一趟不容易，请您吃顿西餐吧！薯条、炸鸡、披萨、汉堡、冰激凌、甜甜圈，总有一款适合您！"

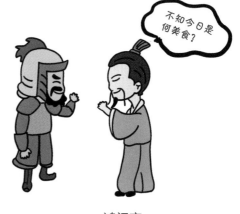

鸿门宴

刘邦直言道："这些食物要么脂肪含量高，要么糖分高，不仅能导致肥胖、脂肪肝，还会让骨头变细、变脆，从而出现骨质疏松。特别是像薯条这类添加剂多的食品，最易导致脑卒中等脑血管疾病。我不吃！"

项羽："哈哈哈，沛公过于谨慎了，英雄儿女应不拘小节。我再给您来点硬货——熏肉、火腿、腊肉，您看如何？"

刘邦："这些加工的肉类食品不仅含盐量高,而且容易产生亚硝酸盐,搞不好还有防腐剂、增色剂、保色剂等添加剂,不仅加速血管老化还有导致癌症的潜在风险,您居心何在?"

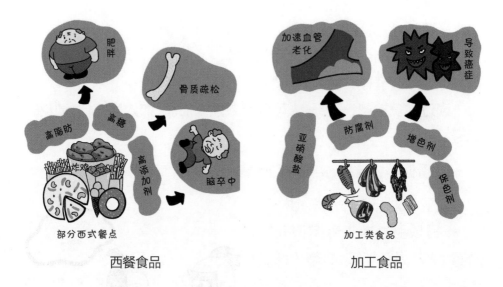

西餐食品　　　　　　　　　　　加工食品

项羽："那吃露天烧烤如何? 我这有各类冻肉、鸭肠、猪小肠、鸡肝等众多美味。"

刘邦眉头紧锁："烧烤讲究不辣不咸不过瘾,这顿吃下,会增加心、肾负担。您想干啥? 我不吃!"

项羽："那就来点海货! 大闸蟹、小龙虾、牡蛎、扇贝,再喝点小酒,岂是一个爽字了得?"

刘邦："这种吃法就是在为人体制造尿酸,尿酸蓄积后导致痛风,岂不是诚心害我? 我不吃!"

项羽："本想请您吃顿饭,缓解下咱们之间的关系,既然您如此不给面子,那就算了吧,咱们战场上见分晓吧!"

于是,本可和平共处的两个人,却因为一顿饭再一次爆发了战争。

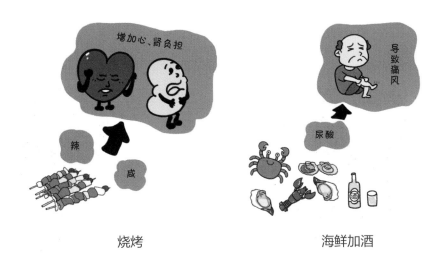

増加心、肾负担

辣

咸

烧烤

导致痛风

尿酸

海鲜加酒

（三）健康知识早知道

很多基础病是一个慢慢累积的过程，这也是为什么老年人容易得病的原因。通过尽早了解一些健康知识，避开疾病"陷阱"，可以使机体保持年轻状态。

1."斑"弄是非，化险为夷

当血管内膜受损时，脂质等物质就会沉积在血管壁上，久而久之，逐渐硬化形成斑块，导致血管狭窄甚至堵塞，从而引发心脑血管疾病。今天，我们就来聊一聊长在颈部动脉上的斑块——颈动脉斑块。

当颈动脉斑块形成后，大脑的供血就会减少，可以造成头晕、眼前发黑等症状；一旦脱落就会随着血流堵塞脑血管，引起脑卒中。

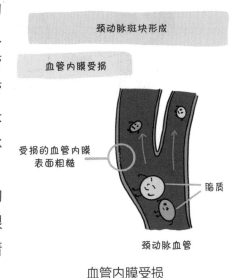

颈动脉斑块形成

血管内膜受损

受损的血管内膜
表面粗糙

脂质

颈动脉血管

血管内膜受损

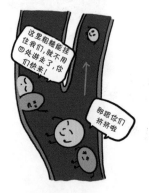

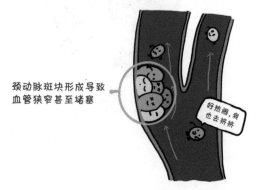

血管内脂质沉积　　　　　　　　斑块形成

颈动脉斑块形成导致血管狭窄甚至堵塞

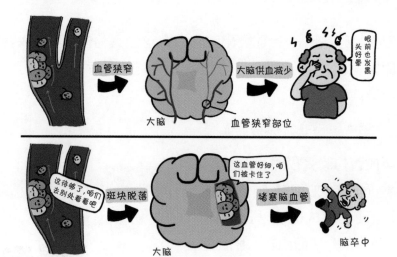

颈动脉斑块的危害

生活中我们如何避免颈动脉斑块形成呢?

●避免血压过高:血压高会对血管带来较大冲击力,造成血管受损,当血液流过时,容易在破损处造成物质堆积,形成斑块。高血压人群应养成每日监测血压的习惯,并规律服用降压药,血压控制不好及时就医。

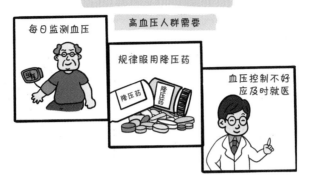

控制血压

● 避免血脂过高：血脂高会使血管内壁变性，影响血管弹性。高血脂人群应每半年至一年去医院体检一次，监测血脂控制状况。

● 避免血糖过高：血糖高不仅能损伤血管，还能"滋养"斑块。高血糖人群应了解个人的血糖控制情况，每周至少监测2次空腹血糖，每月至少去社区医院或医院门诊复查1次，血糖控制不好时应及时就医。

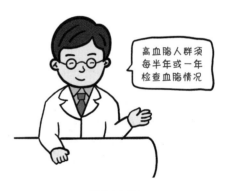

控制血脂

● 戒烟：吸烟能引起血管收缩或痉挛，导致血管内壁受损，加速动脉粥样硬化的形成。

● 学会释放压力：学会缓解心理压力，压力大会使血压升高，最终导致内皮受损，斑块形成。

● 定期复查：初次发现颈动脉斑块时，最初2年内每半年复查一次，观察斑块有没有增大、是否稳定；若2年内保持不变，改为每年复查一次。

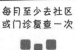
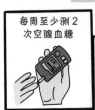

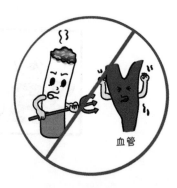

控制血糖

戒烟

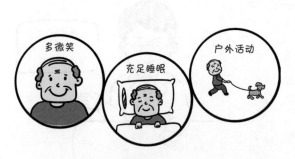

学会释放压力

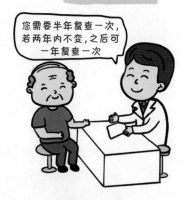

定期复查斑块

当今颈动脉斑块的治疗方法有哪些呢?

药物治疗

他汀类药物可以减少体内胆固醇的合成,又能加速脂类物质的溶解,既可以避免斑块形成或变大,又可以稳定斑块,不让其脱落,防止脑卒中的发生。

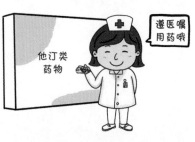

遵医嘱用药

手术治疗

医生会结合患者的实际情况来决定是否手术及采取何种手术方式去除斑块。

- 颈动脉内膜剥脱术(CEA):将斑块从血管内摘除;
- 颈动脉支架植入术(CAS):在血管内放支架扩大血管内径。

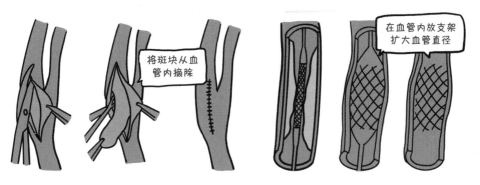

颈动脉内膜剥脱术　　　　　　　　颈动脉支架植入术

远离斑块是一条漫漫长路,尽早采取"避斑行动"是远离斑块最经济有效的方法。

2. 让您的血管"永葆活力"

有活力的血管应该是通畅且富有弹性的,生活中我们可以通过一些"小妙招"来减缓血管老化速度,让血管保持"活力四射"。

如何让血管保持通畅呢?

- 适当多饮水:建议每日饮水 1500 ～ 2000 毫升。血液中的含水量影响血流速度,血液"太稠"流速自然也就变慢。
- 适当运动:运动能促进血液流动。老年人以安全第一为原则,循序渐进,量力而行,提倡餐后 1 小时运动,每次 30 分钟,每周 3 ～ 4 次。

● 戒烟：烟雾中的尼古丁加快脂肪等物质在血管壁的聚集速度，最终导致血流不畅。

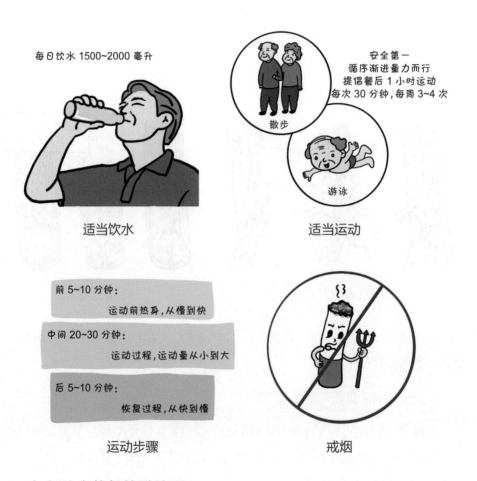

每日饮水 1500~2000 毫升

适当饮水

安全第一
循序渐进量力而行
提倡餐后 1 小时运动
每次 30 分钟，每周 3~4 次

散步

游泳

适当运动

前 5~10 分钟：
运动前热身，从慢到快

中间 20~30 分钟：
运动过程，运动量从小到大

后 5~10 分钟：
恢复过程，从快到慢

运动步骤

戒烟

如何让血管保持弹性呢？

我们推荐王陇德院士提出的每天 10 个"网球"和 4 个"一"饮食计划。

10 个"网球"

● 不超过 1 个"网球"的肉类：中老年人一天吃肉不超过二两（100 克）；

● 相当于 2 个"网球"的主食：主食最好粗细搭配；

● 保证 3 个"网球"的水果：常吃水果的人，脑卒中、冠心病的发生风险都明显降低；

● 不少于 4 个"网球"的蔬菜：如黄瓜、西红柿、紫甘蓝、生菜等。

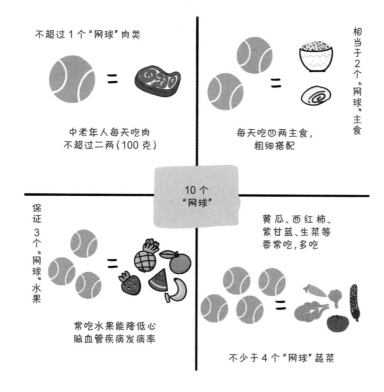

4 个 "一"

● 一个鸡蛋；

● 一斤（500 克）牛奶；

● 一小把坚果；

● 一副扑克牌大小的豆腐。

我们通过这些健康小技巧，让血管保持"年轻态"。

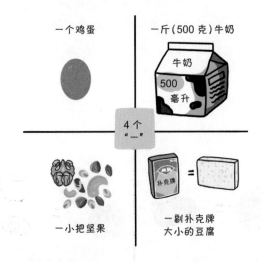

一个鸡蛋　　　　　一斤（500克）牛奶

4 个
"一"

一小把坚果　　　　一副扑克牌
　　　　　　　　　大小的豆腐

3. 老年人血压的健康管理

对于患高血压的老年人来说，通过每日测量血压，不仅能督促自己规范服用降压药，还能掌握血压控制情况，所以正确测量血压是一项不可或缺的技能。

（1）力争"测压达人"——家庭自测血压小技巧

生活中常见血压计包括水银血压计、电子血压计两类，哪一类更适合老年人居家测量血压呢？水银血压计操作难度大，操作不当还会使水银泄漏，老年人不易掌握，不推荐使用；而电子血压计操作简单、安全，更适合老年人。

血压可受到各种因素的影响发生变化，选择了合适的血压计后，如何能做到准确测量，必须熟练掌握"测压四同小技巧"——同一时间、同一部位、同一姿势、同一血压计。

● 同一时间：血压处于一个动态变化的过程，不同时间的测量结果都会存在差异，比如傍晚时的血压往往高于清晨。

● 同一部位：不同部位的血压也存在差异，比如右上肢的血压高于左上肢。

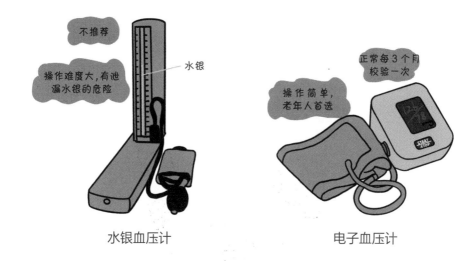

水银血压计 · · · · · · · · · · · · · · · · · · · 电子血压计

<ul>
<li>同一姿势:血压会随着体位变化引起波动,比如站立时的血压高于坐位。</li>
<li>同一血压计:不同血压计存在测量值的误差。</li>
</ul>

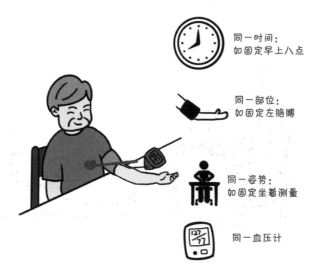

测压四同小技巧

另外吃饭、洗澡、运动后不建议立即测量血压,因为这些行为都会引起血压升高,测量结果没有监测意义,建议休息 30 分钟后再测量。

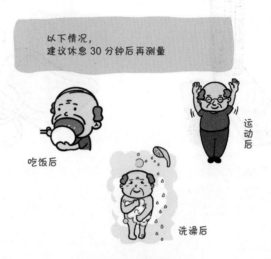

以下情况,
建议休息 30 分钟后再测量

吃饭后

运动后

洗澡后

测血压注意事项

老人如何使用电子血压计测量血压呢?

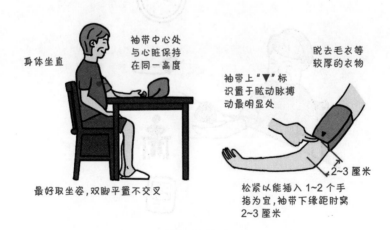

身体坐直

袖带中心处
与心脏保持
在同一高度

脱去毛衣等
较厚的衣物

袖带上"▼"标
识置于肱动脉搏
动最明显处

2~3 厘米

最好取坐姿,双脚平置不交叉

松紧以能插入 1~2 个手
指为宜,袖带下缘距肘窝
2~3 厘米

电子血压计测量方法

掌握了这些测压小技巧后,年纪再大也能成为"测压达人"!

（2）如何识别老年高血压

老年人的血管条件由于各种原因会逐渐变差，为了保障脏器的供血，血压会逐渐增高。老年人的血压高到哪种程度需要警惕呢？我们就不得不聊一下老年高血压了。

年龄在 60 岁以上，血压持续或三次非同日收缩压（高压）≥ 140mmHg 和 / 或舒张压（低压）≥ 90mmHg，就可以初步诊断为老年高血压。当老年患者的高压 > 150mmHg 和 / 或低压 > 90mmHg 时，需进行降压治疗。

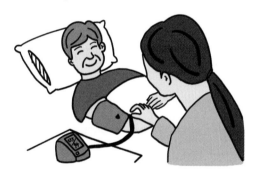

1. 针对 60 岁以上人群
2. 连续、三次非同日高压 ≥ 140mmHg 和 / 或低压 ≥ 90mmHg
3. 高压 >150mmHg 和 / 或低压 >90mmHg 时，需进行降压治疗

老年高血压

老年人将血压控制在哪个范围比较合理呢？

● 65 岁以上的高血压人群，高压应控制在 150mmHg 以下，低压控制在 90mmHg 以下；

● 80 岁以上的高血压人群，高压不宜低于 130mmHg，低压不宜低于 60mmHg，主要是为防止出现脏器供血不足；

● 合并有糖尿病、冠心病、心力衰竭或肾功能不全的高血压人群，高压不宜低于 140mmHg，低压不宜低于 90mmHg。

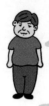

65 岁以上的高血压人群,高压应控制在 150mmHg 以下,低压控制在 90mmHg 以下

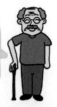

80 岁以上的高血压人群,高压不宜低于 130mmHg,低压不宜低于 60mmHg

合并有糖尿病、冠心病、心力衰竭或肾功能不全的高血压人群,高压不宜低于 140mmHg,低压不宜低于 90mmHg

老年人血压控制范围

由于老年人往往身患多种疾病,当发现血压升高或者控制效果不理想时,应去正规医院咨询医生后进行血压调节。

(3)降压药能不能停

很多人认为降压药一旦吃了就不能停,也有人认为没什么不舒服就不用吃降压药,这都是错误观念。能不能停用降压药要根据个人具体情况而定。

高血压分为三大类,根据病因不同,服药疗程也不同。

● 原发性高血压:不明原因导致的血压升高,多与遗传或环境因素有关;多数需要长期甚至终身服药。

● 继发性高血压:由某些确定疾病(如颅内肿瘤、肾脏疾病等)引起的血压升高;原发疾病治愈、血压恢复正常后则可以考虑停药,反之,则应继续服药。

● 应激性高血压:应激因素(如情绪激动、精神紧张、剧烈运动后等)引起的血压升高;多数在解除诱因后,血压能够完全恢复,可停用降压药。

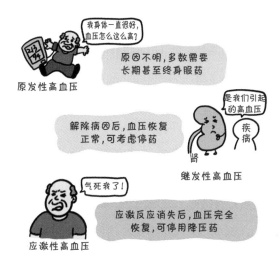

高血压分类

以下情况即使血压不高也不能轻易停药：

● 长期高血压合并慢性心力衰竭的人群，因为这时降压药的主要目的是保护心脏功能和治疗心力衰竭；

● 患心肌梗死的人群使用降压药可以预防心肌梗死再次发生；

● 患肾脏疾病的人群，使用降压药主要用于保护肾脏。

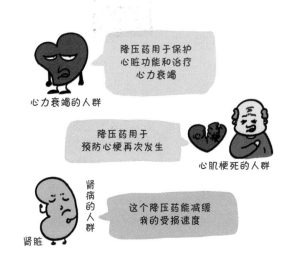

不能轻易停降压药的情况

血压突然降低能不能停药？

自测血压时高压经常低于 120mmHg 时，排除测量方式错误、血压计损坏等情况后，应先暂停用药，去医院就诊，在医生建议下调整剂量、更换降压药种类或者停药。改变用药后要加强血压监测，如有不适，应及时去医院就诊。

高血压一般不会在短时间内给人体造成伤害，但身体若长期处于高血压状态就会对大脑、心脏等器官造成损害，所以停不停降压药需要经医生诊断后确定，切不可自行停药。

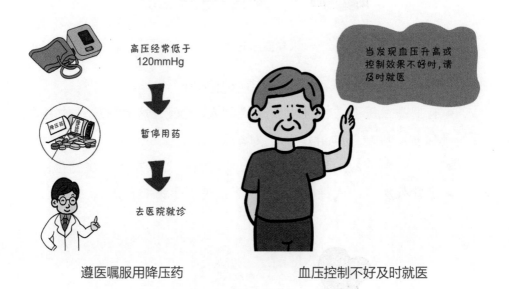

遵医嘱服用降压药　　　　　　　　血压控制不好及时就医

4. 老年人需了解的血脂家族

血脂家族由两个家庭组成：单身贵族——甘油三酯，也叫中性脂肪；四口之家——类脂，分别是磷脂、糖脂、类固醇和胆固醇。

血脂家族是怎样产生的呢？

主要有两种途径，其一是通过肝脏和脂肪组织合成，即内源性血脂；其二是人体从外界摄取含有脂类的食物，即外源性血脂。正常情况下，这两者相互制约、此消彼长，共同维持着人体的血脂代谢平衡。

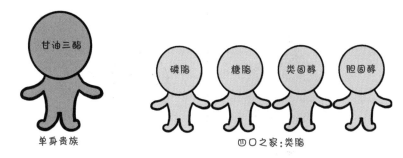

血脂家族

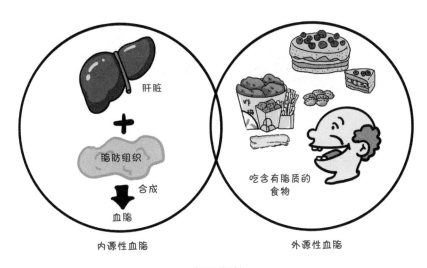

血脂代谢

血脂在人体内发挥着怎样的作用？

甘油三酯——在血脂家族中占95%，主要作用是为人体提供能量。

类脂——构建细胞结构、合成人体激素、促进新陈代谢和生长发育等作用。

脂类过多有哪些危害呢？

- 聚集在体表导致肥胖；
- 聚集到脏器，造成脏器异常，如脂肪肝、心脏肥大；
- 聚集在血液，造成血液黏稠；
- 聚集在血管内壁，形成斑块，使血管狭窄甚至堵塞。

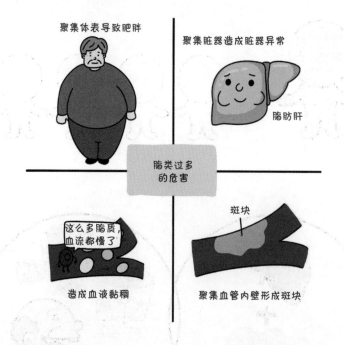

聚集体表导致肥胖

聚集脏器造成脏器异常

脂肪肝

脂类过多
的危害

这么多脂质，血流都慢了

造成血液黏稠

斑块

聚集血管内壁形成斑块

如何识别高脂血症？

主要通过血脂化验单看四个指标：总胆固醇、甘油三酯、低密度脂蛋白胆固醇、高密度脂蛋白胆固醇。当总胆固醇 > 5.72mmol/L 和 / 或甘油三酯 > 1.72mmol/L，就可以诊断为高脂血症。

常用血脂检验项目

项目名称	英文缩写	参考值
总胆固醇	TC	2.34~5.17mmol/L
甘油三酯	TG	0.50~1.72mmol/L
高密度脂蛋白胆固醇	HDL-C	≥ 1.04mmol/L
低密度脂蛋白胆固醇	LDL-C	≤ 4.10mmol/L

血脂高的人群,通过控制饮食再结合运动,可以有效控制血脂,如果控制效果不好,请及时就医并遵医嘱服用降脂药。

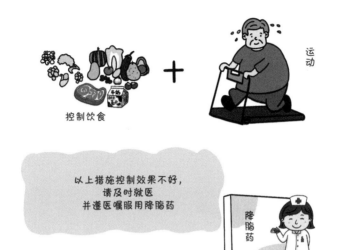

管住嘴迈开腿

四、正确治疗，科学训练——老年人神经系统疾病康复照护要点

从健康到疾病是一个由量变到质变的过程。疾病本身并不可怕，可怕的是当疾病来临时，有人"否病""拒病"甚至"拖病"。面对疾病，我们提倡早发现、早治疗，在疾病初期就要将其控制或扼杀。如何发现老年人患病，又如何照顾患病老年人呢？让我们一起学习一下吧！

（一）脑卒中照护要点

1. 脑血管杀手——脑卒中

脑卒中——从医学上来说，血管供血异常所引起的任何脑部组织损伤都是脑卒中，又被称为脑中风、脑血管意外、脑血管病等。

哪些因素可以诱发脑卒中呢？

高血压、高血脂、高血糖；吸烟、酗酒；肥胖；年龄因素；遗传因素（父母双方曾患脑卒中，其子女患病风险增加）等都可以诱发脑卒中。

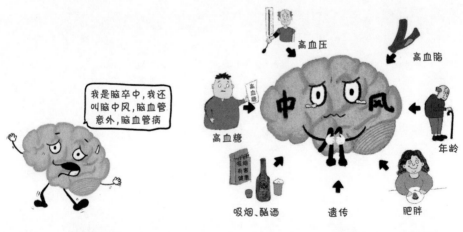

脑卒中命名　　　　　　　　　　脑卒中诱因

脑卒中的症状有哪些呢？

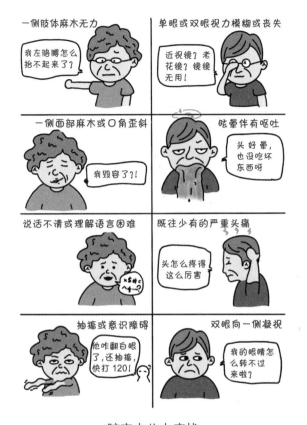

脑卒中八大症状

脑卒中分为出血性脑卒中和缺血性脑卒中。这是两个"性格"大相径庭的"双胞胎"，出血性脑卒中发生时可以说是轰轰烈烈，而缺血性脑卒中却是安安静静，但是单从症状来看两者很难区分。

（1）被冲破的堤岸——出血性脑卒中

出血性脑卒中——又叫脑出血，血液在脑血管这条"河流"中流淌，由于某些因素造成血管破裂而导致"血流决堤"，从而

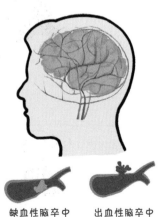

脑卒中分类

引起一系列症状。

从医学角度上来说，所有非外伤性因素（如车祸、强烈撞击等）导致的脑部血管出血，都叫脑出血。

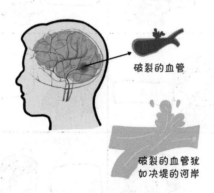

破裂的血管

破裂的血管犹如决堤的河岸

脑出血

哪些人容易发生脑出血呢？

高血压合并脑部血管病变或畸形的人，在用力过猛、过度劳累、情绪激动、季节更替等因素下容易发生脑出血。

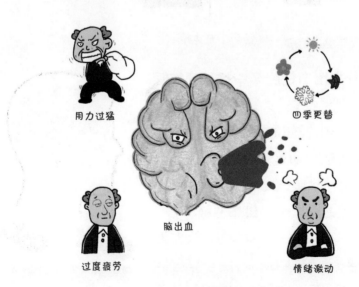

用力过猛

四季更替

脑出血

过度疲劳

情绪激动

脑出血诱因

多数人刚开始只是觉得头晕、头痛、恶心,很多人往往以为吃坏肚子或者没休息好,而这时如果测量一下血压,会发现血压很高,如果放任不管,情况会进一步恶化。所以我们要警惕脑出血的早期信号——"5突然"。

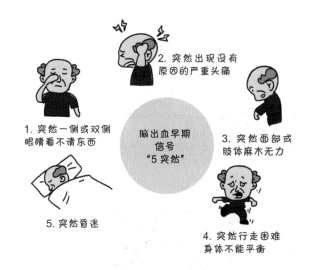

（2）被截留的河道——缺血性脑卒中

缺血性脑卒中——又叫脑梗死,血液在脑血管这条"河流"流淌过程中,由于各种因素造成血管狭窄甚至堵塞,导致血液被"截流",致使远处脑组织缺少血液营养而产生一系列缺血性症状。

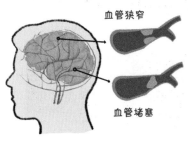

脑梗死

从医学角度上讲,各种原因造成的脑部供血障碍,导致脑组织缺血缺氧性坏死,都叫脑梗死,主要分为两大类——脑血栓形成和脑栓塞。

脑血栓形成和脑栓塞最根本的区别就是血栓或栓子的来源。

脑血栓形成——由于脑血管内部受损伤,导致胆固醇、红细胞等物质的堆积,从而造成血管狭窄甚至堵塞的过程。

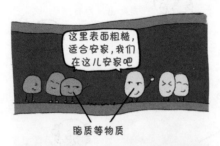

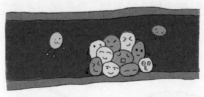

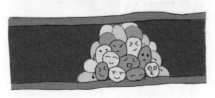

脑血栓形成

脑栓塞——脑血管以外的栓子随血流侵入脑动脉，从而造成脑血管狭窄、堵塞。通常分为心源性栓塞、非心源性栓塞和来源不明栓塞三大类。

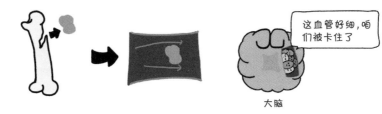

心脏因疾病产生附壁血栓，由于心房颤动，导致栓子脱落并随血流进入脑动脉引起的栓塞

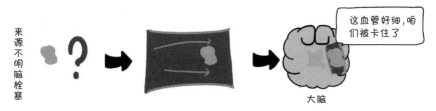

心脏以外的栓子随血液进入脑内引起的栓塞，如骨折后引起的脂肪栓塞

部分患者栓子来源不明

脑栓塞

脑梗死的常见表现有哪些？

头晕头痛

恶心呕吐

视力模糊、偏盲

一侧肢体麻木
无力、偏瘫

口角歪斜、讲话不清

脑梗死常见临床表现

医学知识小讲堂

腔隙性梗死

腔隙性梗死简称"腔梗"，在高血压、高血糖等危险因素下，大脑内部小动脉产生病变并坏死，最终形成小腔隙。少数有脑卒中症状，多数无任何表现，仅在脑部 CT 影像中可观察到梗死腔隙，所以有人称它为"无症状性脑血管病"。

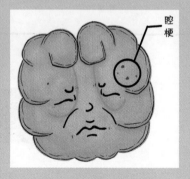
腔梗

腔隙性梗死

2. 生活中怎样预防脑卒中

在我国，每 12 秒就会有一位脑卒中新发患者。我们要怎样预防脑卒中呢？

脑卒中一级预防：针对没有发生过脑卒中的高危人群，如高龄、高血压、高血脂、糖尿病、肥胖等，针对性地采取一些措施，降低脑卒中的发生。

● 监测、控制血压：30岁以上的人群每年至少测量一次血压，有条件者建议进行家庭自测血压；高血压人群应通过改变饮食、合理用药等将血压控制在医生建议范围；

● 监测、控制血糖：高血糖人群定期监测血糖，通过控制饮食、应用降糖药物等方式将血糖控制在医生建议范围；

● 监测、控制血脂：40岁以上的男性和绝经后的女性应每年去医院进行血脂监测；脑卒中高危人群建议3～6个月监测一次血脂；

● 戒烟限酒：吸烟人群建议戒烟，不吸烟者注意避免被动吸烟；男性每日饮酒的酒精含量≤20克，女性≤12.5克；

● 保持健康的体态：超重和肥胖的人群通过低盐低脂饮食、适当运动进行减重。

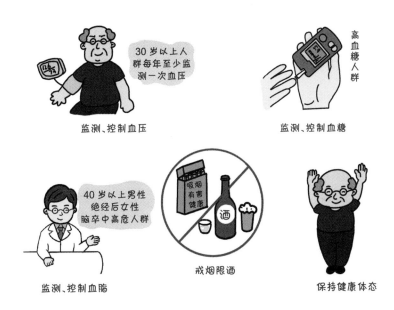

脑卒中一级预防——非药物干预措施

脑卒中二级预防:针对已经发生过脑卒中的人群,在一级预防措施的前提下,增加阿司匹林等抗血小板聚集药物的应用,预防或降低再次发生脑卒中的危险。

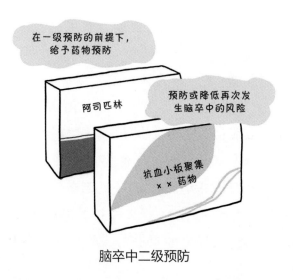

脑卒中二级预防

3. 教您快速识别脑卒中先兆

脑卒中发病快,表现形式多样化,我们如何能快速识别脑卒中呢? 本部分为大家介绍"FAST"原则和"120"口诀,教大家快速识别脑卒中先兆。

美国推行的"FAST"原则

F:即 Face(脸),要求患者笑一下,看嘴巴歪不歪,脸部是否对称,能否正常露出微笑。

A:即 Arm(胳膊),要求患者举起双手,看是否有肢体麻木无力现象。

S:即 Speech(言语),请患者重复说一句话,看是否言语表达困难,或者口齿不清。

T:即 Time(时间),明确记录发病时间,立即送医。

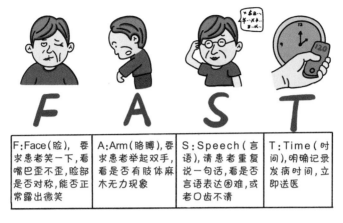

F:Face(脸),要求患者笑一下,看嘴巴歪不歪,脸部是否对称,能否正常露出微笑	A:Arm(胳膊),要求患者举起双手,看是否有肢体麻木无力现象	S:Speech(言语),请患者重复说一句话,看是否言语表达困难,或者口齿不清	T:Time(时间),明确记录发病时间,立即送医

美国版"FAST"原则

中国版脑卒中"120"口诀

1:看1张脸,不对称,嘴巴歪;

2:查2只胳膊,单侧无力,抬不起来;

0:聆听说话,口齿不清。

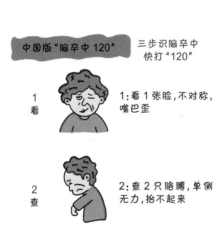

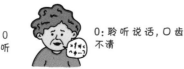

中国版"脑卒中120"　　三步识脑卒中 快打"120"

1 看　　1:看1张脸,不对称,嘴巴歪

2 查　　2:查2只胳膊,单侧无力,抬不起来

0 听　　0:聆听说话,口齿不清

一旦发现以上任何症状，立即拨打120，送医急救！

4. 卒中中心——脑卒中患者的"避风港"

脑卒中也就是我们熟知的"中风"，为了缩短发病到救治的时间，挽救脑卒中患者的大脑和生命，一些综合性医院设立了"卒中中心"。"卒中中心"是将神经内科（和／或神经外科）、急诊、从事脑卒中专业的医生、相关仪器设备、收治脑卒中患者的病房和监护室以及脑卒中早期康复治疗的康复科一体化，实现从就医到出院再到康复的"一条龙"服务。

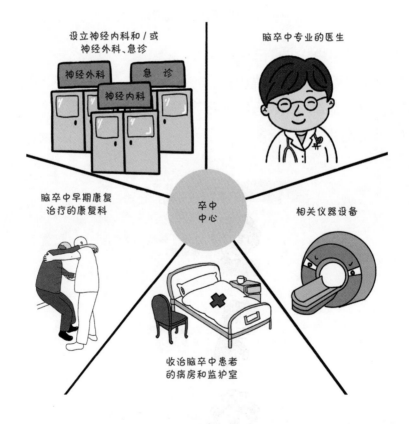

设立神经内科和／或神经外科、急诊

脑卒中专业的医生

脑卒中早期康复治疗的康复科

卒中中心

相关仪器设备

收治脑卒中患者的病房和监护室

这类医院不仅设有"脑卒中绿色通道"，使脑卒中患者得到优先救治，而且能进行24小时CT检查、具备溶栓和／或血管内取栓的医疗技术,对挽救脑卒中患者的生命以及后期生活质量具有重要意义。

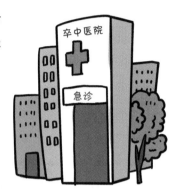

为了方便寻找"卒中医院",国家脑卒中防治工程委员会(简称脑防委)推出了"中国卒中急救地图"公众号,可以通过该公众号来搜索离自己最近的具备急救能力的"卒中医院"。

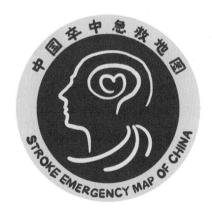

中国卒中急救地图

5. 抢时间就是救大脑——脑卒中患者就医图解

彻底治疗缺血性脑卒中最佳的治疗方法就是溶栓,但是这项治疗有严格的时间要求,发病超过 3 ~ 6 小时后就错过了溶栓时机。对于脑卒中患者最关键的就是缩短从发病到确诊的时间,以确保溶栓治疗顺利进行。

作为脑卒中患者的第一发现者应该怎么做呢?

(1)发现病情时的处理

● 保持镇静,立即拨打 120,简单交代患者情况、详细地址、电话,确保信息的准确及电话畅通;

● 拨打电话的同时看时间,确保就医时交代准确发病时间;

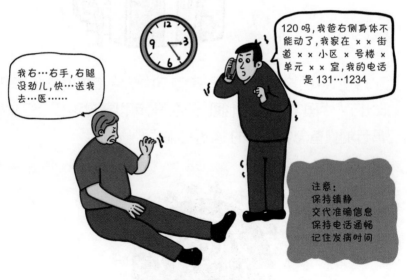

打电话、看时间

● 对清醒的患者给予安抚;

● 确定无其他外伤、骨折的情况下协助患者卧床,如无法判断,不要擅自移动患者,以免造成二次伤害;

● 清理周围物品,为医护人员预留急救通道,节约时间;

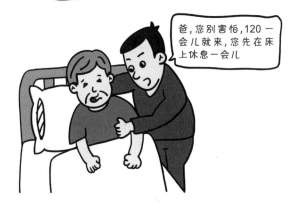

安抚患者，请理周围物品，为医护人员预留急救通道

爸，您别害怕，120一会儿就来，您先在床上休息一会儿

● 安顿好患者后，带以下物品一起就医：患者及家属身份证、就诊卡或医保卡、现金和／或银行卡。

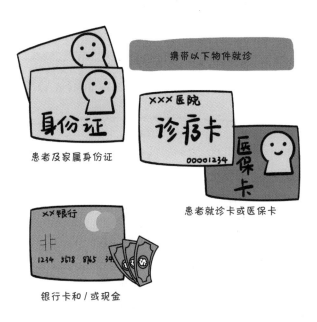

携带以下物件就诊

身份证

患者及家属身份证

×××医院 诊疗卡 00001234

医保卡

患者就诊卡或医保卡

××银行 北 1234 5678 8765 34

银行卡和／或现金

（2）急诊就诊流程

患者急诊就医——家属急诊挂号、缴费。

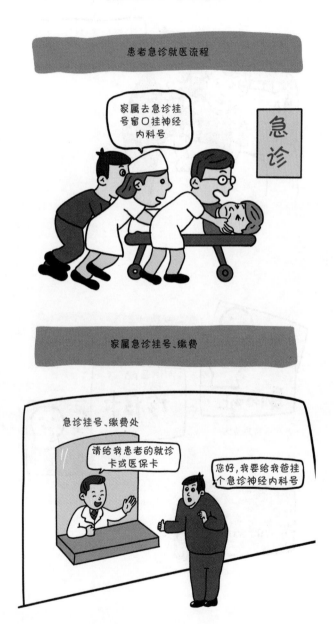

（3）配合医护人员协助患者进行检查、治疗

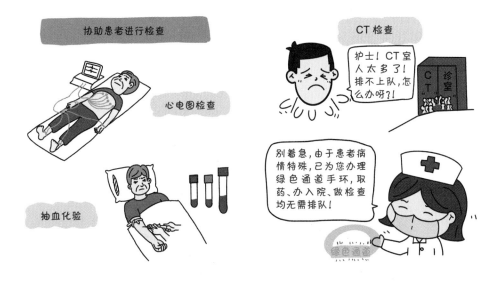

医生结合检查结果排除脑出血，立即给予溶栓或血管内取栓治疗。治疗结束后收入病房进行下一步治疗。对于脑卒中患者而言，早发现，早治疗，节约时间就能挽救大脑！

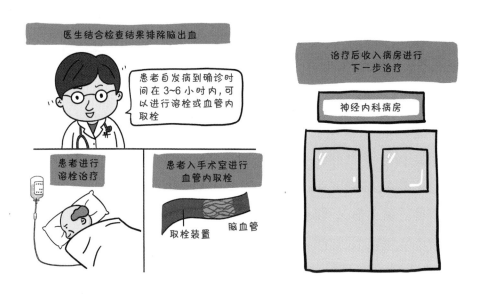

6. 脑血栓的克星——溶栓治疗

溶栓治疗是治疗脑血栓最有效的手段,血栓碰到溶栓药物就像冰块遇上火,被慢慢融化分解,使堵住的血管重新变得通畅,让大脑的血液再次循环起来。

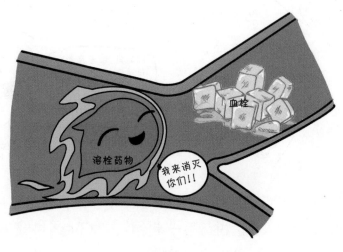

溶栓剂

怎样进行溶栓治疗呢?

溶栓治疗有两种方法:一种是经股动脉注射溶栓药物,另一种是通过静脉输注的方式注射溶栓药物。

什么情况下可以进行溶栓治疗?

● 18 ~ 80 岁患者;

● CT 排除颅内出血;

● 无凝血障碍;

● 急性脑血栓发病 3 ~ 6 小时。

经股动脉注射溶栓药物

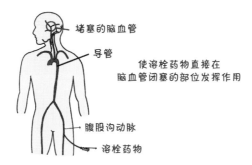

堵塞的脑血管

导管

使溶栓药物直接在
脑血管闭塞的部位发挥作用

腹股沟动脉

溶栓药物

经静脉输注溶栓药物

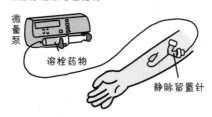

微量泵

溶栓药物

静脉留置针

溶栓治疗

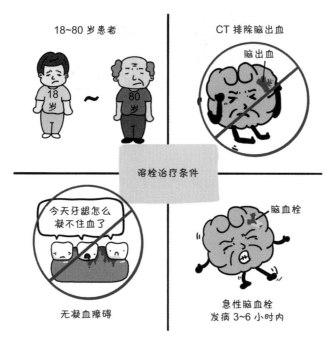

18~80 岁患者

CT 排除脑出血

脑出血

溶栓治疗条件

今天牙龈怎么凝不住血了？

无凝血障碍

脑血栓

急性脑血栓
发病 3~6 小时内

溶栓治疗适应证

溶栓治疗后需要注意什么呢？

● 卧床 24 小时,学会在床上大、小便;

● 观察有无出血的现象,如果出现牙龈出血、鼻出血、皮肤出血点等,应该及时告知医生;

● 多饮水,防止脑血管灌注不足;

● 忌烟酒。

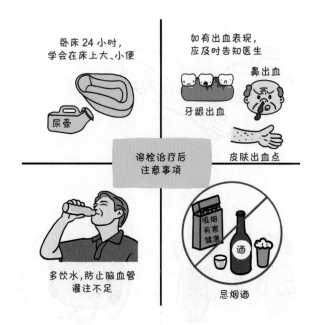

脑血栓发生后,建议尽早进行溶栓治疗,以改善脑组织血流灌注,提高患者日后的生活质量。

7. 小药片大学问——如何服用阿司匹林肠溶片

常言道:"四十一过,三宝来获",其中一宝指的便是人们常用的阿司匹林肠溶片,人们常把它当作床头一宝,天天备着,预防心肌梗死、脑梗死。到底是心理作用还是真的有那么神奇呢? 带着这些疑问,我们走进了吴教授诊室。

"吴教授,在心肌梗死、脑梗死预防方面,阿司匹林肠溶片真的是灵丹妙药吗?"

"阿司匹林是个物美价廉的好药,但是把它作为床头之宝来供奉,就大错特错了!"吴教授微笑着说道,"首先,需要吃药的患者,要坚持天天吃。第二,吃再多阿司匹林肠溶片也不一定保证心脑血管疾病不会急性发作。第三,不需要服药的人,床头备药,完全多此一举。这三点一定要明确。"

"吴教授,哪些人需要坚持服用阿司匹林肠溶片呢?"

"已患有心脑血管疾病的人,只要没有不良反应,就应该坚持天天吃药。"

"吴教授,这阿司匹林肠溶片天天吃,会不会产生什么副作用啊!"

"当然有,最常见的就是出血,包括胃出血、皮下出血、牙齿出血等等,还有胃肠道不适感,例如烧灼感、胃胀、反酸、打嗝等。"

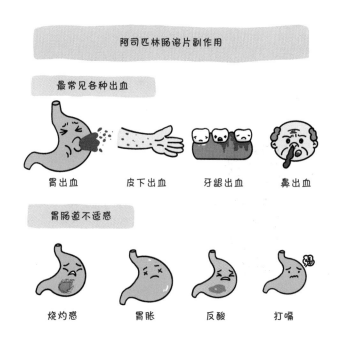

"既然有这么多副作用，我们如何吃才更为科学呢？"

"这个简单，对于曾患心脑血管疾病者，吃阿司匹林肠溶片预防是很重要的。对于这部分人，最好坚持吃，可以加用护胃药保护一下。如果无法自行判断，应该请专业医师评估。"

"另外，我要特别强调一下，坚持服药固然重要，但正确的服药方法同样不可忽视。"

"嗯？吴教授，吃药还有这么多学问呀！"

"是的，阿司匹林肠溶片一定要在饭前 30 分钟或餐后 3 小时服用。"

"啊？要餐前吃？平时听得最多的就是餐后服药不伤胃呀！"

"哈哈，想错了吧！阿司匹林肠溶片必须空腹吃。因为阿司匹林肠溶片对胃的不良反应，很大程度上与阿司匹林肠溶片在胃里的溶解率有关。如果吃完饭再吃药，那就等于让阿司匹林肠溶片随着食物在胃里翻滚，大大增加了阿司匹林肠溶片刺激胃的时间。如果我们吃的是荤菜，阿司匹林肠溶片需要翻滚两个小时左右才能从胃里出去。就算只喝稀饭牛奶，其也会在胃里折腾 30 分钟。"

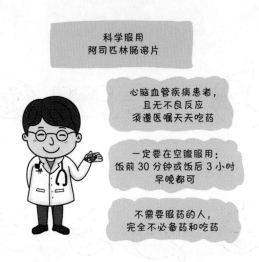

科学服用
阿司匹林肠溶片

心脑血管疾病患者，
且无不良反应
须遵医嘱天天吃药

一定要在空腹服用：
饭前 30 分钟或饭后 3 小时
早晚都可

不需要服药的人，
完全不必备药和吃药

"原来如此,空腹指的是早晨空腹吗?"

"早晚都一样,区别并不大,因为阿司匹林肠溶片是持续起作用的,吃了之后,24小时都在起作用。"

"谢谢吴教授的耐心解答。最后一个问题,请您在这里给那些服药吃吃停停的患者一点建议吧。"

"嗯嗯,生活中有不少患者担心阿司匹林肠溶片的副作用,而不坚持服用,这样做是错误的。因为只有每天坚持服用有效剂量的阿司匹林肠溶片,才能抑制新生血小板的聚集。"

"小药片大学问! 相信经过吴教授的讲解,大家对怎样服用阿司匹林肠溶片的认识应该更为系统科学了吧! 让我们再次感谢吴教授!"

8. 脑卒中后老年人的床上功能锻炼要点

多数老年人患脑卒中后会导致一侧肢体瘫痪,医学上称为偏瘫——又称半身不遂,即半边身体活动不灵。有效地指导偏瘫老人床上功能锻炼,能够帮助老年人更快、更好地恢复生活自理能力。

(1)偏瘫者常见的异常姿势表现及如何矫正

脑卒中后由于不注意早期康复或护理方式不当,易造成患侧肢体肌肉挛缩,导致走路划圈、上肢屈曲等异常姿势,对后期运动功能康复造成不良影响,因此在脑卒中的早期就应加以矫正。

异常姿势的表现

上肢异常姿势:肩部下沉、后撤;上臂内旋,肘部弯曲、前臂在胸腹前,腕部弯曲;手指各关节均弯曲呈握拳状。

下肢异常姿势:臀部上抬、后撤;下肢外旋位;脚底板由向下变为向后,由足跟着地变为足尖着地。

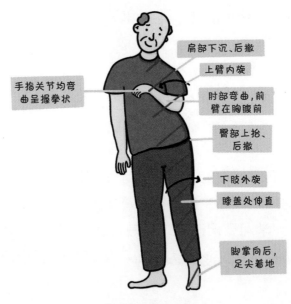

手指关节均弯曲呈握拳状

肩部下沉、后撤

上臂内旋

肘部弯曲，前臂在胸腹前

臀部上抬、后撤

下肢外旋

膝盖处伸直

脚掌向后，足尖着地

异常姿势的表现

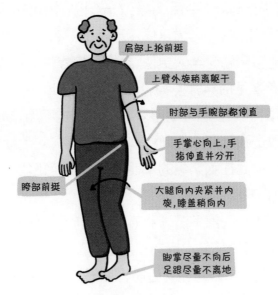

肩部上抬前挺

上臂外旋稍离躯干

肘部与手腕部都伸直

手掌心向上，手指伸直并分开

胯部前挺

大腿向内夹紧并内旋，膝盖稍向内

脚掌尽量不向后足跟尽量不离地

异常姿势的矫正

异常姿势的矫正

上肢矫正方法：肩部上抬前挺；上臂外旋稍离躯干，肘部与腕部都伸直;掌心向上,手指伸直并分开。

下肢矫正方法:胯部前挺;大腿稍向内夹紧并内旋,膝盖稍向内;脚掌尽可能向下不向后,足跟尽量不离地或少离地,足尖尽量抬起不下垂。

(2)卧床期间如何正确摆放偏瘫者肢体

急性期患侧的肢体处于软瘫状态,患侧肢体的摆放容易忽视,偏瘫者经常采用错误的卧床姿势,这是导致异常姿势的直接原因。因此使偏瘫肢体处于良肢位(良肢位是为了保持肢体的良好功能而将其摆放在一种体位或姿势),是偏瘫者早期康复最为重要的环节。

仰卧位姿势:肩部外展约30度,并在肩关节下垫一个软垫,以防止肩部后撤;肘部伸直并处于旋后位(当手臂下垂处于自然位置时,固定上臂,手掌朝前外旋转前臂的动作);手自然放置,手指尽量打开;胯部以及膝盖略屈曲,在胯部外侧垫一个软垫以防止髋关节外旋。

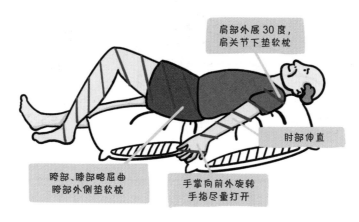

肩部外展30度,肩关节下垫软枕

肘部伸直

胯部、膝部略屈曲胯部外侧垫软枕

手掌向前外旋转手指尽量打开

正确仰卧姿势

患侧卧位姿势:患侧上肢外展,把肩部向外拉出,使肩部着床,避免压迫;患侧下肢可以自由放置,在两腿之间放置软垫防止下肢受压。

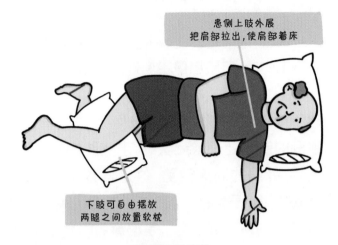

患侧上肢外展
把肩部拉出，使肩部着床

下肢可自由摆放
两腿之间放置软枕

患侧卧位姿势

健侧卧位姿势：患侧肩部前伸，肘部伸直，不能垂腕；患侧胯部前伸，膝盖处及下肢不能外旋。

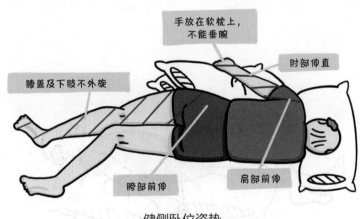

手放在软枕上，
不能垂腕

肘部伸直

膝盖及下肢不外旋

胯部前伸

肩部前伸

健侧卧位姿势

（3）如何进行床上转移动作训练

对于肌力差的偏瘫人群，所有活动几乎都在床上进行，床上移动对于他们来说不仅能起到锻炼的作用，还能增加自信心，照护者应该学会指导偏瘫者如何进行床上移动。

床上转移动作包括翻身、左右移动等动作。为减轻偏瘫者手指的痉挛,在练习翻身之前,应该学会一种特殊的握手方式,康复医学称之为"Bobath 握手"——健侧手与患侧手交叉相握,患侧手大拇指在上方。

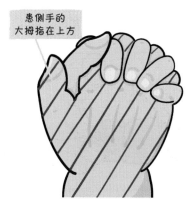

患侧手的大拇指在上方

Bobath 握手

辅助翻身:偏瘫者处于仰卧位,双手置于头顶,健侧手抓住患侧手,照护者站在患侧,将患侧腿放在健侧腿上,然后一手扶患侧肩膀,一手扶患侧胯部,偏瘫者同时用力,完成翻身动作。

独立翻身:用健侧手前臂托住患侧肘部,将健侧腿插入患侧腿下方,在身体旋转的同时,用健侧腿搬动患侧腿,翻向健侧。

床上左右移动:左右移动主要利用健侧下肢完成。将健侧足伸到患侧足下方并且勾住,用健侧足移动患侧足,将患侧足往想要移动的方向移动,然后弯曲健侧下肢,抬高臀部移动下半身,最后移动头,完成左右移动。

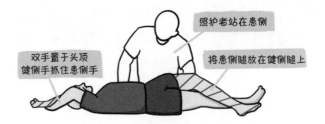

双手置于头顶
健侧手抓住患侧手

照护者站在患侧

将患侧腿放在健侧腿上

偏瘫患者同时用力

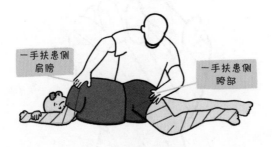

一手扶患侧
肩膀

一手扶患侧
胯部

辅助翻身

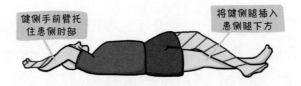

健侧手前臂托
住患侧肘部

将健侧腿插入
患侧腿下方

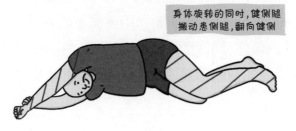

身体旋转的同时，健侧腿
搬动患侧腿，翻向健侧

独立翻身

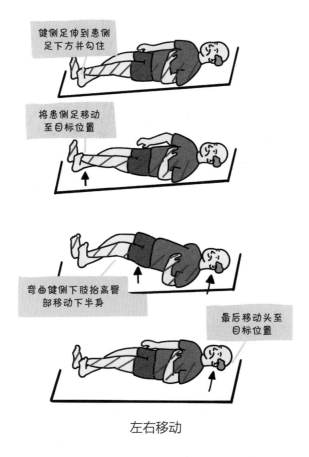

健侧足伸到患侧
足下方并勾住

将患侧足移动
至目标位置

弯曲健侧下肢抬高臀
部移动下半身

最后移动头至
目标位置

左右移动

（4）如何进行床上搭桥运动训练

搭桥运动能缓解躯干和双侧下肢的痉挛，防止肩部后撤，帮助偏瘫者恢复体能，使家属护理偏瘫者更容易，例如放便器和穿脱裤子等工作就会很容易完成，因此应该早期进行此项锻炼。

偏瘫者仰卧位，双下肢弯曲，双脚平放在床面上，双手交叉（患侧拇指在外）伸直并与身体成 90 度，然后将臀部缓慢抬起，呼吸保持正常，维持 20 秒，重复 5 ~ 10 组。

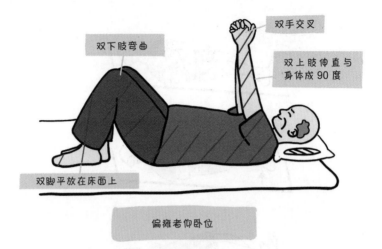

双手交叉

双下肢弯曲

双上肢伸直与身体成90度

双脚平放在床面上

偏瘫者仰卧位

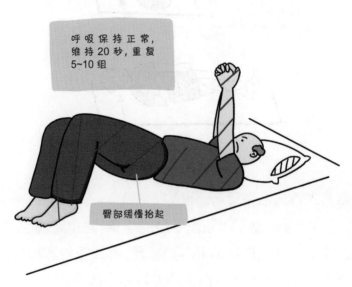

呼吸保持正常，维持20秒，重复5~10组

臀部缓慢抬起

床上搭桥运动

（5）如何进行关节被动运动

由他人帮助完成的关节活动称为关节被动运动。

偏瘫者由于卧床，关节活动减少，长期缺乏活动容易造成关节挛缩和固定，妨碍进一步康复，因此应早期进行关节被动运动。

关节被动运动时动作要轻柔,用力要得当,避免对偏瘫者的关节造成损伤,很多出现的脑卒中后肩部疼痛都是由于粗暴的关节被动运动造成的,因此关节被动运动最好经专业人员指导后再进行。

肩关节屈伸被动运动:偏瘫者仰卧位,双臂自然下垂,照护者站在患侧,一手握住患肢肘部,一手握住患肢腕部,将患臂上抬至头部(屈曲),再恢复原位(伸展)。

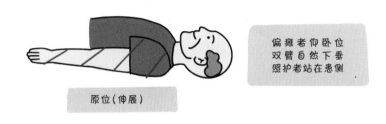

原位(伸展)

偏瘫者仰卧位双臂自然下垂照护者站在患侧

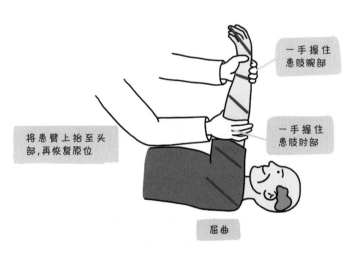

一手握住患肢腕部

一手握住患肢肘部

将患臂上抬至头部,再恢复原位

屈曲

肩关节屈伸

肩关节内旋、外旋被动运动:偏瘫者仰卧位,照护者站在患侧,一手放在患肢的肘部,一手握住腕部,屈肘经侧方将患臂置于头部(外旋),再恢复原位(内旋)。

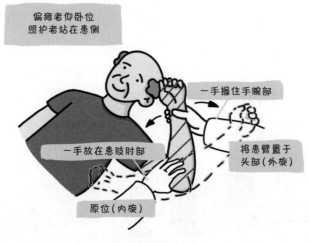

肩关节内旋、外旋

肘关节屈伸被动运动：偏瘫者仰卧位，将肘关节自然下垂处于 0 度，照护者站在患侧，一手放在患肢的肩部，一手握住腕部，将肘部旋转 90 度（屈曲），再恢复原位（伸展）。

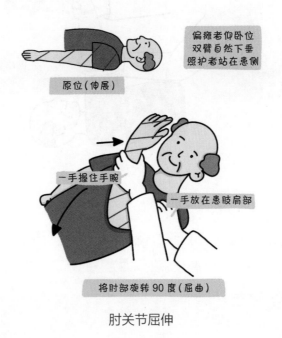

肘关节屈伸

前臂旋前、旋后被动运动：偏瘫者仰卧位，将肘关节90度弯曲，腕关节中立位，手指弯曲，照护者握住偏瘫者腕关节，使前臂前后摆动，动作要轻柔。

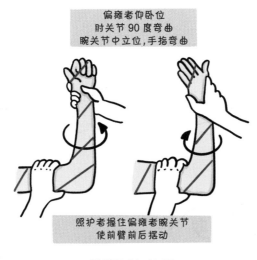

前臂旋前、旋后

腕关节被动运动：照护者协助偏瘫者腕关节做前后摆动、左右摆动动作。

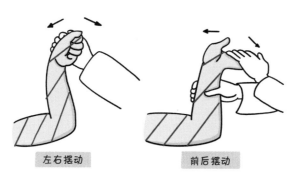

腕关节运动

髋、膝关节屈伸被动运动：偏瘫者仰卧位，双下肢自然下垂保持基本体位，照护者站在患侧，一手握住踝关节，一手放在大腿，使髋关节、膝关节接近胸部（屈曲），当完全弯曲后再恢复到原先体位（伸展）。

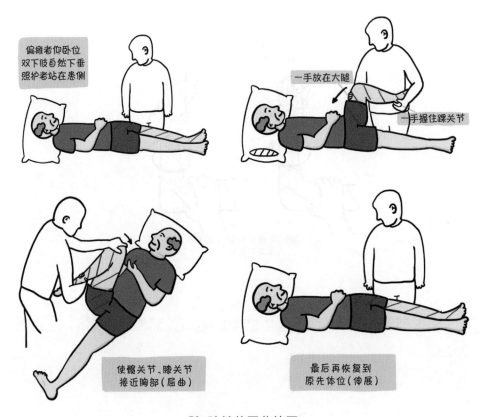

髋、膝关节屈曲伸展

髋关节内旋、外旋被动运动：偏瘫者仰卧位，照护者站在患侧，一手握住踝关节，一手置于膝盖，患侧下肢抬起，将膝关节弯曲，左右摆动大腿（髋关节内旋、外旋）。

踝关节被动运动：照护者协助偏瘫者踝关节左右摆动、前后摆动，用力要缓和，加力需缓慢。

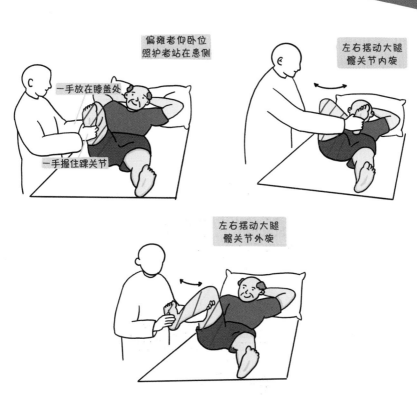

偏瘫者仰卧位
照护者站在患侧

一手放在膝盖处

一手握住踝关节

左右摆动大腿
髋关节内旋

左右摆动大腿
髋关节外旋

髋关节内旋外旋

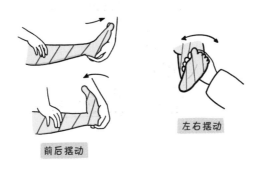

前后摆动

左右摆动

踝关节被动运动

9. 脑卒中后老年人的体位变换及功能锻炼要点

脑卒中后的老年人在康复后期,除床上功能锻炼外,还应逐渐增加各种体位的变换和功能锻炼,以帮助老年人逐步学会下床活动,回归正常生活。

（1）卧位到坐位的训练

老年人先把健侧下肢放在患侧脚下方,在照护者的帮助下向健侧翻身,再用健侧胳膊支起上身坐起来。

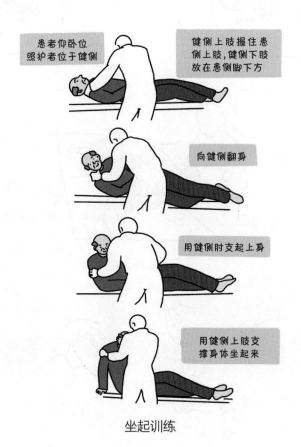

坐起训练

（2）什么样的坐位姿势才正确

正确的坐位姿势,可以很好地维持全身正常肌肉的功能,防止肌肉功能丧失导致姿势异常。早期偏瘫者的体位摆放应该遵循非躺即坐的原则,不能采用蜷卧位或者半卧位。

端坐在椅子上时,头不能低垂,眼睛平视前方。患侧上肢伸直放在软垫上,双脚平放在地上。

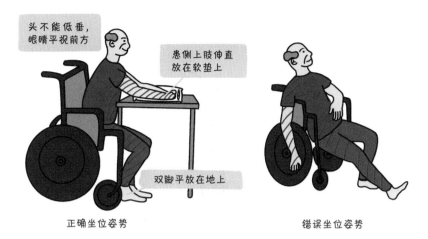

头不能低垂，眼睛平视前方

患侧上肢伸直放在软垫上

双脚平放在地上

正确坐位姿势

错误坐位姿势

正确与错误的坐姿

（3）坐位转移训练

坐位转移训练的原则是以健侧带动患侧。例如从床转移到椅子，一定要先把椅子固定牢固，偏瘫者的健侧手放到椅子上支撑住，然后向椅子迈健侧腿，起立并同时旋转身体，完成从床到椅子的转移，照护者在旁边协助，以防摔倒。

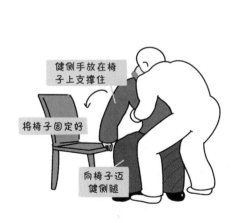

健侧手放在椅子上支撑住

将椅子固定好

向椅子迈健侧腿

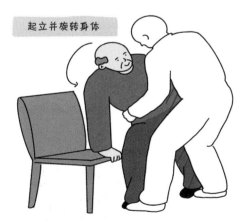

起立并旋转身体

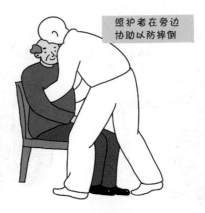

照护者在旁边
协助以防摔倒

坐位转移训练

（4）从坐位到站立训练

站立是行走的前提，早期站立练习既可以增加患侧肢体的感觉，又能够防止小腿肌肉挛缩，因此在能够维持坐位平衡后应尽快开始站立练习。

站立的难度比较大，早期一定要在他人的保护下进行，防止跌倒。独立站起时，双手相握，双上肢尽量前伸带动上身向前，双下肢用力平衡，注意避免过度应用健侧肢体。

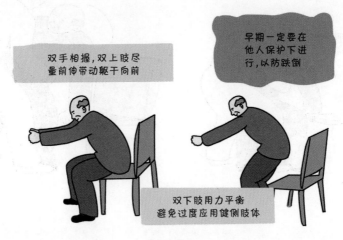

双手相握，双上肢尽
量前伸带动躯干向前

早期一定要在
他人保护下进
行，以防跌倒

双下肢用力平衡
避免过度应用健侧肢体

独立站起

（5）步行训练

在偏瘫者站立平衡明显提高的情况下，才可以开始步行训练。由于此时偏瘫者肌肉力量比较差，协调性不好，因此开始时需要照护者更多地辅助。

面对面辅助步行对偏瘫者来讲更为安全，侧方辅助时注意保护偏瘫者肩关节，防止肩关节拉伤，同时要注意防止摔倒。

面对面辅助步行

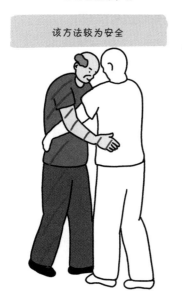

侧方辅助步行

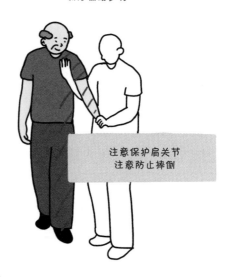

辅助步行

（6）上下楼梯训练

当步行能力有了较大提高，偏瘫者患侧腿负重能力提高之后，就可以进行上下楼梯练习。

上楼梯练习时先迈健侧腿，然后再迈患侧腿到相同的台阶；下楼梯时，先下患侧腿，然后健侧腿跟着迈到相同的台阶。照护者应时刻在旁边，防止跌倒。

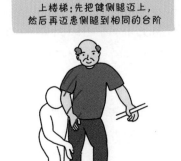

上楼梯：先把健侧腿迈上，然后再迈患侧腿到相同的台阶

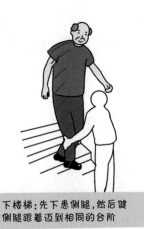

下楼梯：先下患侧腿，然后健侧腿跟着迈到相同的台阶

上下楼梯

10. 脑卒中后老年人的起居照护要点

老年人发生脑卒中后，由于肢体活动不灵便，担心会给家人造成负担，甚至对生活失去信心。下面我们来介绍一些生活中的小技巧，让脑卒中后的老年人能更轻松地应对日常生活。

（1）如何布置脑卒中人群的房间

脑卒中后，偏瘫者常常忽视患侧肢体活动，久而久之，患侧由于缺乏锻炼，最终可能造成残疾。

为了尽可能使偏瘫者接受更多刺激，我们可以特意把床头柜及日常必需品放在偏瘫肢体一侧，迫使偏瘫者的健侧手跨越身体到患侧去取物品。另外，照护者应该经常处于偏瘫侧，并且鼓励患者尽量使用患侧肢体，这样可以增加偏瘫者对患侧肢体的关心和注意。

（2）偏瘫者如何穿脱衣服

穿上衣方法：先穿患侧，后穿健侧。

脱上衣方法：先脱患侧的一半，然后再脱健侧的整个衣袖，最后退出患侧的衣袖。

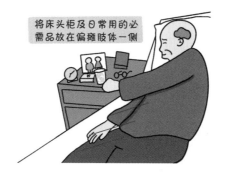

房间布置

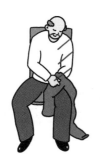 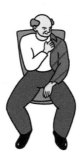 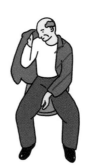

先穿患侧,后穿健侧

穿上衣

先脱患侧一半

再脱健侧整个衣袖,
最后退出患侧的衣袖

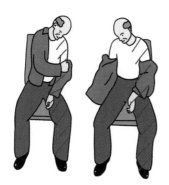 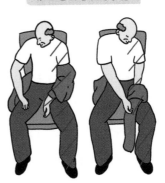

脱上衣

穿裤子:先穿患侧腿,再穿健侧腿;用健侧腿支撑起臀部,健侧手提裤子并且系好腰带。

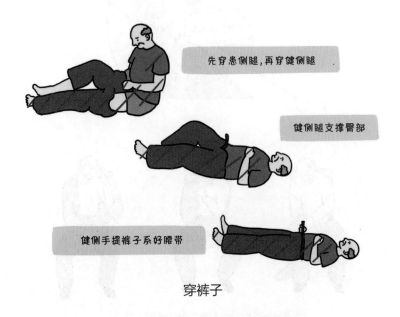

先穿患侧腿,再穿健侧腿

健侧腿支撑臀部

健侧手提裤子系好腰带

穿裤子

脱裤子:类似脱上衣的方法,先脱患侧再脱健侧。

11. 脑卒中后老年人的早期吞咽功能康复训练

一日三餐,吃饭、喝水对大多数人来说是最简单、最基本的事情。吞咽也是多数人无需考虑,自然而然就可以完成的反射动作。而对于脑卒中后的特殊人群,吞咽变得不再那么顺利,甚至吃饭、喝水也成了一件很危险的事情。家人该如何判断老年人是否存在吞咽障碍,如何进行相关照护、训练? 让我们一起来学习一下吧!

（1）如何准确判断吞咽障碍

脑卒中后有 37% ~ 78% 的人会出现不同程度的吞咽障碍。如何判断出现了吞咽障碍呢? 我们可以做洼田饮水试验。

受试者坐位,喝下 30 毫升温开水,记录饮水过程所需时间及呛咳情况。

吞咽障碍分级

- 1级(优):能顺利地1次将水咽下;
- 2级(良):分2次以上,不呛咳咽下;
- 3级(中):能1次咽下,但有呛咳;
- 4级(可):分2次以上咽下,但有呛咳;
- 5级(差):频繁呛咳,不能全部咽下。

评定标准

- 正常:1级,5秒之内;
- 可疑:1级,5秒以上或2级;
- 异常:3~5级。

30毫升容量

(2)吞咽指导

吞咽障碍不仅影响患者对食物的摄取,还可能误吸入气道,导致吸入性肺炎,严重者发生窒息危及生命。为了避免这类情况,让我们看一下采取哪些措施能帮助偏瘫者更好地吞咽。

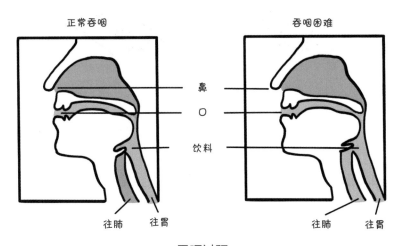

吞咽过程

选择合适的体位

仰卧位:床头抬高30度,头颈前屈,偏瘫侧肩部用枕垫起,减少鼻腔逆流的危险同时也减少误咽。

坐位:上身前倾约20度,颈部稍向前屈曲,喉部上抬,使食物易进入食管,防止误咽易诱发吞咽反射。

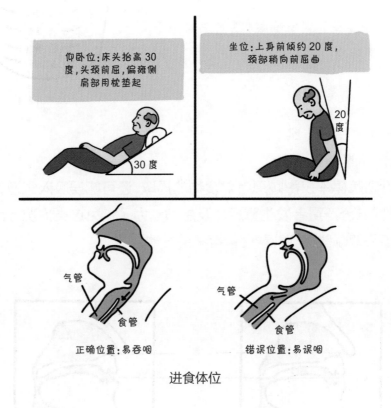

进食体位

选择合适的食物

选择外观有食欲、温度适宜的食物,将其做成糊状、布丁状、蛋羹状、泥状,有黏性,不宜松散,这样的食物在通过咽部及食管时不容易残留,进食药物可用凝固粉调制成适合吞咽的性状。

合理应用增稠剂增加食物的黏稠度,使食物通过口-咽位置时速度变慢,更易被控制,从而避免呛咳。

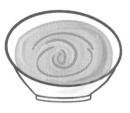

糊状食物

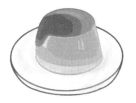

布丁状食物

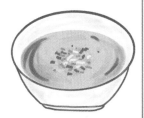

蛋羹状食物

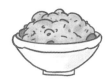

泥状食物

合适的食物

温度过高

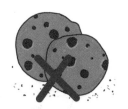

较干易碎

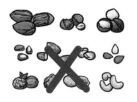

较为坚硬

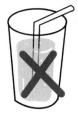

过稀水样

不宜选择的食物

正确的喂食方法

刚开始进行吞咽功能锻炼,推荐使用薄而小的勺子,一般先从一口少量(1 ~ 4 毫升)开始,酌情增加,喂食时应放入口腔健侧,然后用匙背轻压舌部以刺激吞咽反射,每口食物反复吞咽数次,保证食物全部通过咽部,进食后应漱口或同样方法少量饮水,避免食物残留引起误咽。用餐结束,维持原姿势 30 分钟,防止食物反流。

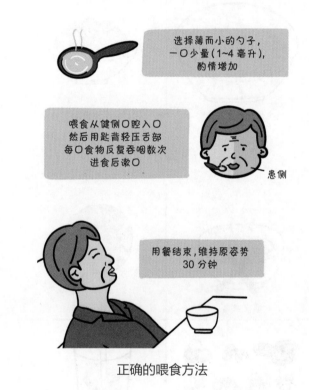

选择薄而小的勺子,
一口少量(1~4 毫升),
酌情增加

喂食从健侧口腔入口
然后用匙背轻压舌部
每口食物反复吞咽数次
进食后漱口

患侧

用餐结束,维持原姿势
30 分钟

正确的喂食方法

(3)口腔操

吞咽障碍者可每日进行口腔操练习,改善吞咽相关肌肉群的运动及协调性,从而提高吞咽功能。

第一节:抿起嘴唇,说"一",维持 5 秒,重复做 5 次。

第二节:拢起嘴唇,说"呜",维持 5 秒,重复做 5 次。

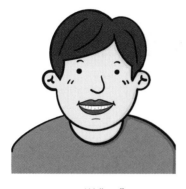

说"一"

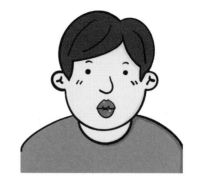

说"呜"

第三节:咧唇露齿,说"一",随即说"呜",然后放松,快速地轮流重复 5 ~ 10 次。(参照第一节和第二节)

第四节:用力紧闭双唇,维持 5 秒,放松,重复 5 ~ 10 次。

第五节:双唇紧闭含着压舌板或者棉签等,用力闭紧及拉出压舌板或棉签,与嘴唇对抗,做抗阻训练,维持 5 秒后放松,重复 5 ~ 10 次。

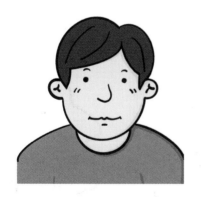

紧闭双唇

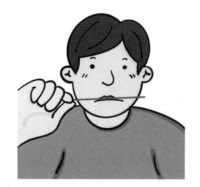

唇部抗阻训练

第六节:吹哨子活动。

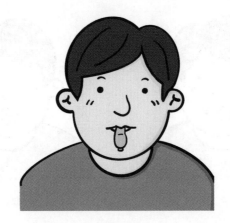

吹哨子

（4）舌头、软腭活动练习

吞咽障碍者可每日进行舌头、软腭活动练习，改善口腔肌肉群的的力量，从而提高吞咽功能。

第一节：舌头尽量前伸，维持5秒，然后缩回，放松，重复5～10次。

第二节：舌尽量贴近咽部向后缩拢，维持5秒，然后放松，重复5～10次。

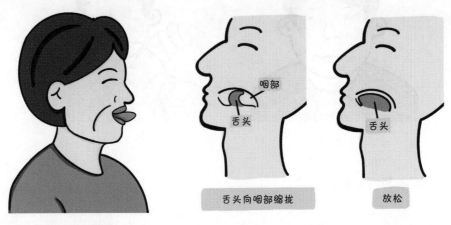

舌前伸后缩回　　　　　　　舌头缩拢

第三节：舌头快速伸出、缩拢练习，重复 5 ~ 10 次（参照第一节和第二节）。

第四节：舌头尽量上抬、下伸、左摆、右摆四个方向练习，维持 5 秒，然后缩回，重复 5 ~ 10 次。

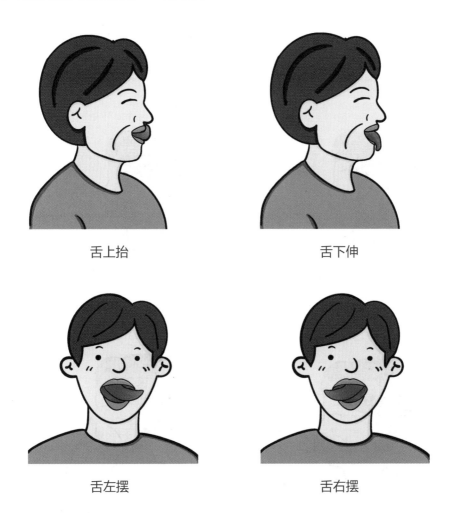

舌上抬　　　　　　　　　　　　舌下伸

舌左摆　　　　　　　　　　　　舌右摆

第五节：用压舌板与舌头做各个方向的抗阻运动，维持 5 秒，重复 10 次。

第六节：运用不同管径、长度的吸管放到水里，进行吹气练习。

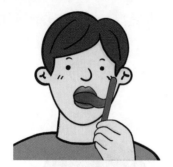

压舌板抗阻左摆

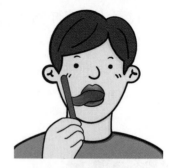

压舌板抗阻右摆

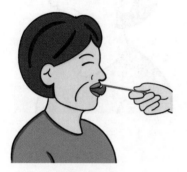

压舌板抗阻上抬

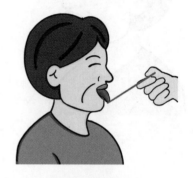

压舌板抗阻下伸

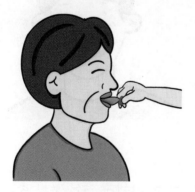

压舌板抗阻前伸

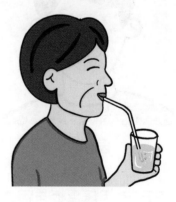

吹气

（二）阿尔茨海默病照护要点

阿尔茨海默病不是使人变傻，而是将老年人变成了孩子。身为子女，应将儿时父母给予的温暖回馈给他们。让我们一起走近阿尔茨海默病人群。

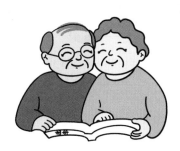

走近阿尔茨海默病人群

1. 脑海中的橡皮擦——阿尔茨海默病

阿尔茨海默病，是老年期最常见的痴呆类型。它的特点是具有动态性，分为两个阶段，痴呆前阶段和痴呆阶段。

痴呆前阶段：在这个阶段，老人的日常生活基本不受影响，出现一些征兆往往被误以为是变老的缘故。这个阶段主要表现为健忘、学习能力下降。

痴呆阶段：这就是我们传统意义上说的阿尔茨海默病，在这个阶段人的日常生活能力下降甚至完全丧失，分为轻、中、重三度。

● *轻度痴呆阶段：主要表现为记忆障碍。*

该阶段老年人首先表现为近期记忆减退，比如会忘记早上吃了什么。随着病情发展，老年人会产生远期记忆减退，包括人和物，比如不记得自己有几个孩子；有些人会出现性格改变，原本平易近人的人会变得易怒、自私多疑；有人会出现行为改变，原本很爱干净的人变得不爱清洁。

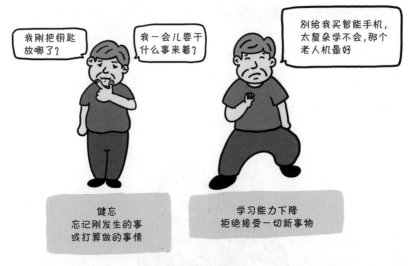

痴呆前阶段

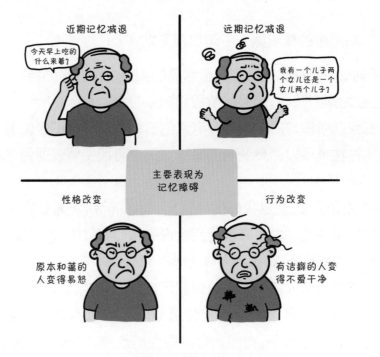

轻度痴呆阶段

● 中度痴呆阶段：这个阶段记忆力障碍继续加重，社会接触能力下降。

老年人甚至会不认识自己的老伴儿、子女。日常生活能力进一步下降，比如不会系鞋带、不会买东西等；性格、行为也会改变，有人会由沉默寡言变得不会讲话，有些人甚至会丧失耻辱感，随地大小便等。

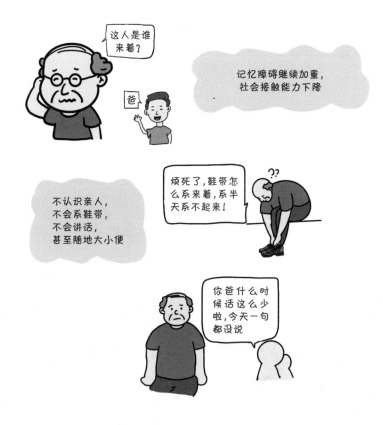

中度痴呆阶段

● 重度痴呆阶段：这个阶段各种症状会进一步加重，导致老年人完全丧失生活能力。

比如忘记吃饭、不会穿衣、终日无语、卧床，与外界失去联系。

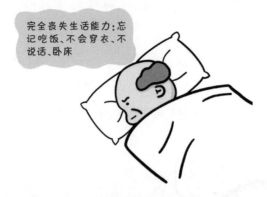

完全丧失生活能力:忘记吃饭、不会穿衣、不说话、卧床

重度痴呆阶段

2. 预防阿尔茨海默病训练——手指操

由于老年人记忆力、体力等下降,过于复杂、费力的运动无法坚持,此处为大家介绍一套简单易学的保健操——手指操,用于预防阿尔茨海默病。

第一节:将手指从指尖数的第二个关节直角弯曲。

首先,左右手同时做 6 遍。

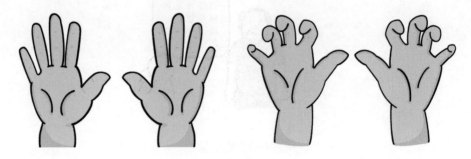

左右手同时做

然后,让一只手从食指到小拇指,逐一地直角弯曲第二个关节;同时另一只手的手指按照从小拇指到食指顺序做。

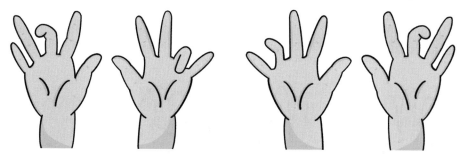

一只手从食指到小拇指,另一只手从小拇指到食指

最后,让两根不相邻手指同时弯曲,两手同时做,也是做6遍。

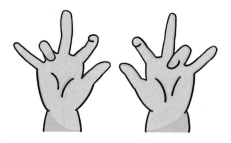

不相邻手指同时弯曲

第二节:在桌面上设计"十""S""米"字或其他图案,让随意两根手指当脚,沿着设计的图案"散步"6分钟。

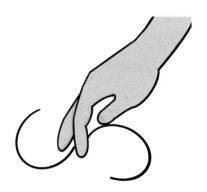

手指沿图案"散步"

第三节:双手反复做握拳与松开的动作,同时双脚十趾做抓地与松开的动作,做 60 次。

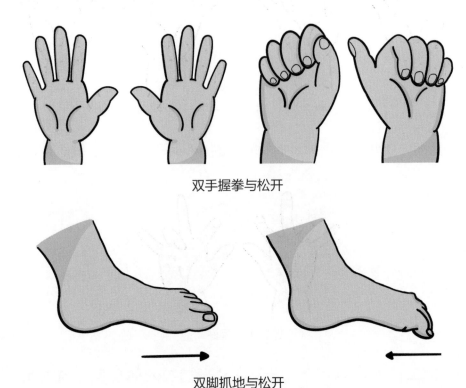

双手握拳与松开

双脚抓地与松开

3. 阿尔茨海默病的灵丹妙药——爱与相随

我是电视剧《都挺好》的主角苏大强,最近不知怎么老是忘事,比如炒菜忘放盐,出门忘带钥匙,还常常丢三落四,给身边的人带来了很多不便。

慢慢地我变得不想和别人说话,不想见人,也不出门,感到非常孤独。有一天,女儿明玉突然冲我叫了起来"爸,您怎么在门口小便呀!"我也纳闷儿,我怎么能在门口小便呢? 等我回过神来,已经被明玉带到了医院。

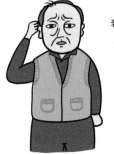

阿尔茨海默病

经过一系列检查,大夫说我得了阿尔茨海默病,目前没有根治的方法,但是早诊断、早治疗可以延缓痴呆的进程,大夫给我开了些药就让我们回去了,大夫还叮嘱明玉让她多陪陪我。

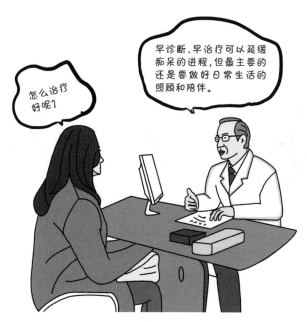

阿尔茨海默病治疗

为了防止我走失，明玉给我做了个走失卡，上面写着我的名字、电话、联系地址、家属联系方式，让我随身携带。

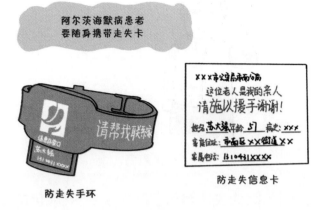

防走失手环　　防走失信息卡

防走失

明玉为了防止我受伤，把家里重新装修了一番。她把易碎、锋利物品都收起来了；在家里增设防滑垫和防滑贴等设施；给有棱角的家具包边包角。

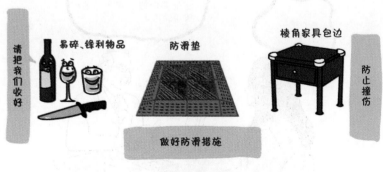

保护措施

明玉每天精心给我准备三餐，让我远离厨房，避开开水瓶及热水器等，也不让我独自洗澡。陪我一块吃饭，按时给我喂药，每次看着我将药吃了她才离开。

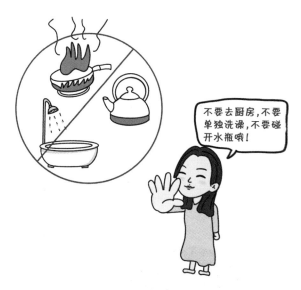

远离厨房

　　我记得从那天起，明玉就一直在我身边，包揽了所有的家务，照顾我的生活起居，陪我一块儿下棋、一块儿散步、一块儿跳广场舞。我不再感觉孤单，也渐渐变得开朗，愿意和他人讲话了。

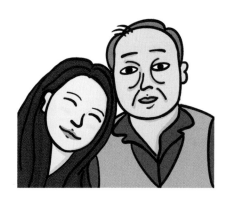

家人陪伴是最好的药物

　　很久以后，我可能会渐渐忘了我身边的人是谁，甚至我是谁，但我知道，这个人是爱我的，而且会一直照顾我、陪伴我。

4. 阿尔茨海默病患者用药安全小知识

小李妈妈患阿尔茨海默病一年多了,最近小李发现,妈妈经常找不到家里的东西,有时甚至连是否吃饭都不记得了,更让小李担心的是,妈妈现在还正在吃着降压、降糖药,这些药物一旦过量服用是很危险的。

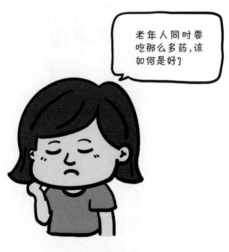

如何服药

作为痴呆老年人的照护者,应该从哪些方面关注老年人的用药呢?

● 就诊时一定要说明患者痴呆的情况,以便医生在判断病情时作出准确评估,精简药物的种类;

● 将每天服用的药物按照早、中、晚顺序分别放入分时药盒中,服用时间标注清楚,整瓶及整盒药品与分时药盒分开放置,以避免药物过量服用;

● 即使看着老年人将药物咽下,仍然要检查口腔是否有药物滞留;

● 注意将药品放到老年人看不到的地方,防止痴呆老年人自行服药过量。

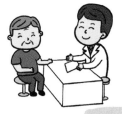

提前说明痴呆情况
便于医师精简药物种类

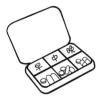

药物服用时间
标注清楚

阿尔茨海默病患者
用药安全

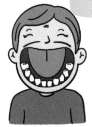

检查口腔
有无药物滞留

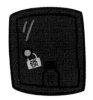

将药品放到老年
人看不到的地方

用药注意事项

由于痴呆老年人的认知功能及自理能力严重下降,家中尽量保证专人照顾老年人的生活起居,从而有保障老年人的用药安全。

专人照顾痴呆老年人生活起居

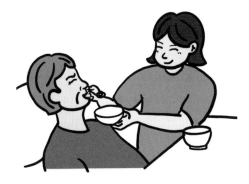

专人照顾

5. 大话阿尔茨海默病之熬夜的危害

话说唐僧师徒四人历经九九八十一难,功德圆满,修成正果,均受佛祖封号,唯有八戒只受了个净坛使者,八戒自此心中不服。心想:我老猪虽懒了些,能吃了些,但也算是兢兢业业,如此回到高老庄,岂不是让高小姐瞧不起我老猪了?不行!趁这些时日,我非要熬夜加班,再夺个光亮些的封号回去。于是,八戒便没日没夜攻读佛经,如此三日过去了。

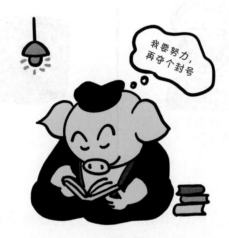

八戒加班

悟空闲来无事找八戒叙旧,却只见八戒上眼皮直打下眼皮,于是便问:"八戒,这几日你做什么去了,竟如此憔悴?"

八戒有气无力地答道:"大师兄你有所不知,自我只受了个使者封号,心中不平,便没日没夜研读经书,如此已三日了。"

悟空笑道:"你若再熬夜就真成'呆子'了。人在睡眠不足时大脑的修复、清除能力下降,这就使一种叫 β - 淀粉样蛋白的物质在大脑里越来越多,从而导致大脑细胞功能障碍。轻者记忆力减退,重者会导致严重的认知障碍——阿尔茨海默病,就是我们常说的老年痴呆。"

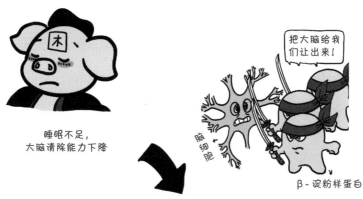

睡眠不足,
大脑清除能力下降

脑细胞

β-淀粉样蛋白

β-淀粉样蛋白
在大脑里蓄积

把大脑给我
们让出来!

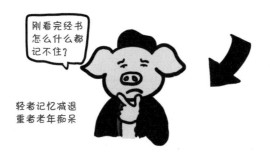

刚看完经书
怎么什么都
记不住?

轻者记忆减退
重者老年痴呆

β-淀粉样蛋白蓄积

八戒怔了一下,大惊道:"竟如此严重,怪不得我昨日到现在一页经文也未曾背下,不过也无大碍,我白日补补觉就好了。"

悟空拽着八戒的耳朵气愤道:"你这是大错特错的想法!白天犯困补觉的人 β-淀粉样蛋白聚集的可能性是白天精神的人的3 倍!"

八戒若有所思地答道:"看来想靠补觉挽回损失是不可能了。"

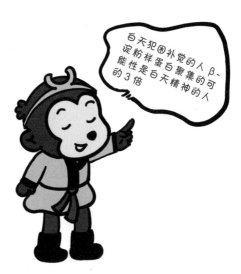

白天犯困补觉的人 β-淀粉样蛋白聚集的可能性是白天精神的人的 3 倍

白天补觉不能挽回损失

悟空提着八戒的耳朵道："嘿嘿，你这个'呆子'，总算开窍了！熬夜不但没有任何效率可言，还会增加患病概率，得不偿失啊！"

至此之后，八戒再也没有熬过夜。

（三）帕金森病照护要点

1. 静止下跳动的舞蹈——帕金森病

我是帕金森病，这是一个很洋气的名字，我还有一个名字——震颤麻痹。我常见于 50 ~ 60 岁的中老年人，随着年龄的增高，我出现的概率会越大。

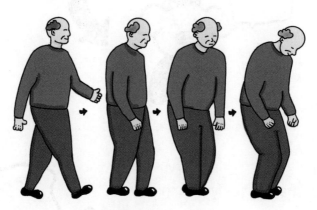

帕金森病患者体态变化

我属于慢热类型。开始我很不起眼，很难被发现。

刚开始，我有以下特点：让人变得不爱说话；胳膊、大腿僵硬或者背部弯腰困难；颈、背、肩部及臀部疼痛、疲劳；有些人甚至外貌发生变化，比如眼裂轻度变宽，眼神有点呆滞。有些人会以为是因为年纪大了，精力不充沛的原因，为此往往被忽视掉。

经过一段时间，我也逐渐变得大胆起来，导致患者出现各种小动作。

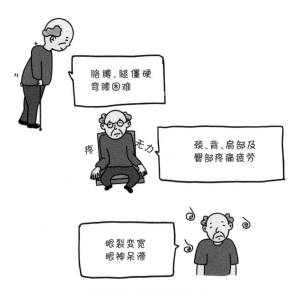

帕金森病带来的改变

第一，震颤运动：简单来说就是幅度较大地打哆嗦，颤颤巍巍。一般顺序从胳膊－腿－下巴－嘴巴－脑袋。这些表现多在静息状态下产生，当患者情绪激动或者过于劳累时，动作幅度会加大。等患者睡着了，我也会休息，相应的震颤运动也会消失。

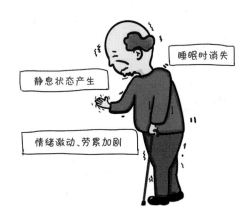

震颤运动

第二,肌强直:就是肌肉不受控制,可能会不自主地头部前倾、弯胳膊、手腕弯曲、手指关节弯曲等,根据发生强直的表现分为铅管样强直和齿轮样强直。

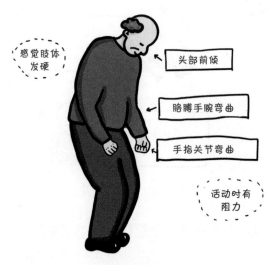

肌强直

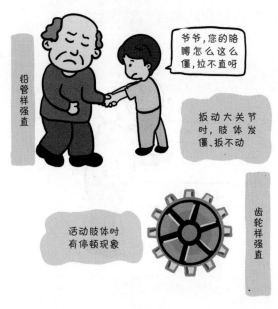

肌强直分类

●铅管样强直:在扳动大关节时,如牵拉胳膊、腿进行伸展、弯曲动作,肢体出现发僵、扳不动的状况,感觉像弯曲铅管一样;

●齿轮样强直:在铅管样强直状态下伴有肢体抖动,活动肢体时出现断续的停顿现象,如齿轮在转动一样。

第三,运动迟缓:原来对患者来说很简单琐碎的小事,现在会花费好长时间才能完成,比如系鞋带、穿衣、剃须、刷牙等;面部表情动作减少,甚至消失,可能会被称为"面具脸";走路时一旦迈开小步伐,就很难停下来;说话不清、口吃或重复同一句话;写字会越写越小,七扭八歪;吃东西时会突然停止,甚至突然不能自主活动。

随着时间推移,我可能会带来更多的不便,比如流口水、尿裤子,甚至让人情绪低落,导致抑郁症。

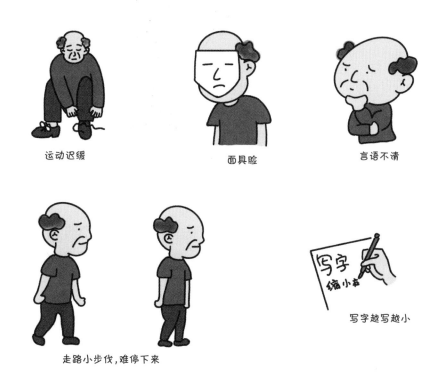

运动迟缓　　　　　　　　　面具脸　　　　　　　　言语不清

走路小步伐,难停下来　　　　　　　　　　　写字越写越小

运动迟缓

2. 帕金森病患者用药治疗要注意什么

当发现有帕金森病相关症状时,一定要及时就医,并按照医生的交代规律服药,不要私自停药、加量或者减量,药物治疗目的是延缓疾病发展,改善症状。

比较遗憾的是帕金森病不能根治,也就是说所有药物治疗都只能改善生活质量,但不能阻止疾病发展,需要终身服药,最终结果仍然是逐渐丧失生活能力,但无论如何还是要努力热爱生活啊!

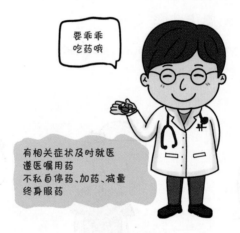

帕金森病用药

3. 帕金森病患者居家肢体训练

王大爷患帕金森病 5 年了,前几天他准备去家附近的小公园锻炼,过马路时遭遇了患帕金森病以来第一次"冻结步态",他说:"当时我被'冻'在了人行道上,想走却挪不动步子,就那么一动不动地站了快 2 分钟,堵了两边一共二十多辆车,想想真是后怕啊!"

日常生活中我们能采取哪些办法来缓解帕金森病相关症状呢?帕金森病防治活力操就是一项不错的选择。它通过一些简单的肢体锻炼防治帕金森病,是一项非常适用于帕金森病患者的居家康复训练方法。

第一节：双臂上举

原地踏步，双臂由自然下垂缓慢上举至与头部平行，再缓慢恢复到自然下垂姿势，停止踏步，重复 8 ～ 10 次。

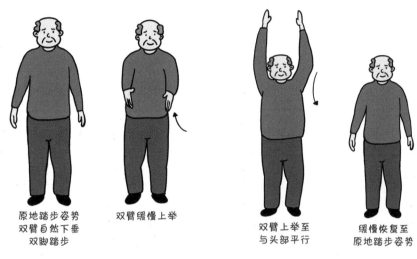

原地踏步姿势   双臂缓慢上举   双臂上举至   缓慢恢复至
双臂自然下垂   与头部平行   原地踏步姿势
双脚踏步

双臂上举

第二节：双臂平举

原地踏步，双臂由自然下垂缓慢向身体两侧展开，与肩在同一水平线上，再恢复到自然下垂姿势，停止踏步，重复 8 ～ 10 次。

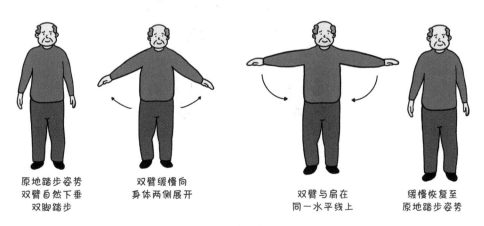

原地踏步姿势   双臂缓慢向   双臂与肩在   缓慢恢复至
双臂自然下垂   身体两侧展开   同一水平线上   原地踏步姿势
双脚踏步

双臂平举

第三节：单臂伸展

原地踏步，双手叉腰，左臂前伸与肩平齐，左手手指由大拇指向小拇指逐一握拳（即反向握拳），结束后手放置腰部并保持，换右臂，重复8 ~ 10次，结束后双臂恢复自然下垂，停止踏步。

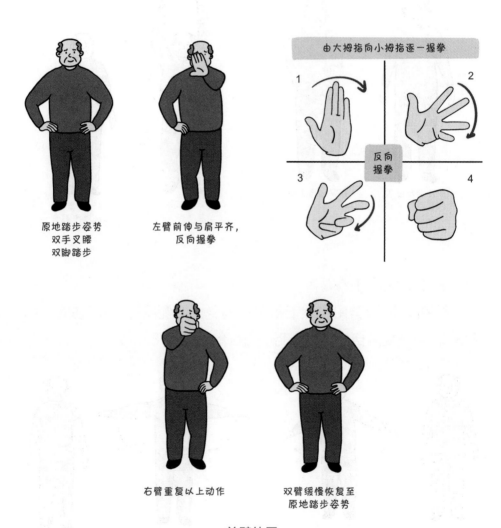

原地踏步姿势
双手叉腰
双脚踏步

左臂前伸与肩平齐，
反向握拳

由大拇指向小拇指逐一握拳

1

2

反向
握拳

3

4

右臂重复以上动作

双臂缓慢恢复至
原地踏步姿势

单臂伸展

第四节：扩胸运动

原地踏步，双臂由自然下垂缓慢上举至与肩平齐，双手反向握拳，

顺势向两侧蜷缩双臂,完成扩胸动作,结束后双臂恢复自然下垂,重复
6 ~ 8次。

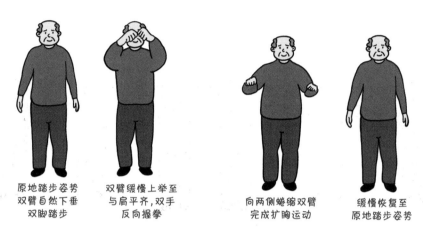

原地踏步姿势   双臂缓慢上举至   向两侧蜷缩双臂   缓慢恢复至
双臂自然下垂   与肩平齐,双手   完成扩胸运动   原地踏步姿势
双脚踏步   反向握拳

扩胸运动

第五节:肩部绕转

原地踏步,双臂由自然下垂缓慢上举至与肩平齐,双手反向握拳
并在胸前交叉,双臂顺势上抬,绕转肩膀顺时针画圈回到自然下垂姿
势,重复6 ~ 8次。

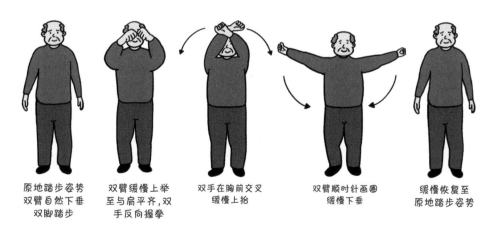

原地踏步姿势   双臂缓慢上举   双手在胸前交叉   双臂顺时针画圈   缓慢恢复至
双臂自然下垂   至与肩平齐,双   缓慢上抬   缓慢下垂   原地踏步姿势
双脚踏步   手反向握拳

肩部绕转

第六节：踏步伸展

原地踏步，双臂由自然下垂缓慢向两侧打开，与肩在同一水平线，然后举过头顶双臂交叉，同时头后仰，最后双臂回到自然下垂，头部回正，重复 6 ~ 8 次。

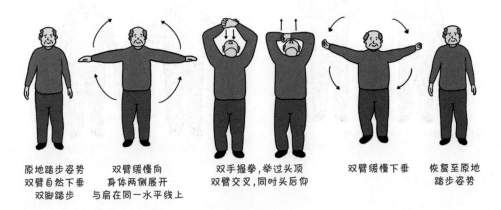

| 原地踏步姿势
双臂自然下垂
双脚踏步 | 双臂缓慢向
身体两侧展开
与肩在同一水平线上 | 双手握拳，举过头顶
双臂交叉，同时头后仰 | 双臂缓慢下垂 | 恢复至原地
踏步姿势 |

踏步伸展

特别需要提醒的是，锻炼时建议穿运动服和带有支撑保护功能的运动鞋，并根据自身情况循序渐进地练习。

4.让舞蹈变得自如优雅——DBS 显神威

张大娘是位广场舞爱好者，同样也是一位帕金森病患者，由于近年来症状逐渐加重，使她不得不退出舞坛。

现在的张大娘已经因为帕金森病入院治疗多日，护士夜间巡视病房发现她还未入睡。

护士："张大娘，已经晚上 11 点了，还不睡啊？"

张大娘："我最近感觉病情又重了，手抖得比较厉害，不活动的时候也颤抖，治疗药物我一直都按时吃，但是效果不如之前了，大夫昨天查房建议我做 DBS 手术，这到底是个啥手术呢？"

护士："大娘，DBS 是脑深部电刺激术治疗方案。您现在出现的症状是因为大脑里有个部位出现了异常放电。通过手术在您脑内植入一个电极,锁骨下再植入一个脉冲发射器,这两者之间用导线连接起来,通过刺激脑内特定部位从而减轻帕金森病的一些症状。这是一个微创手术,损伤比较小。"

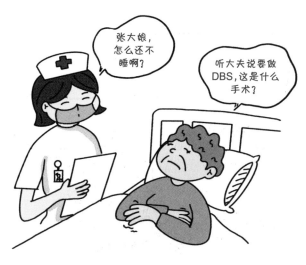

张大娘的担心

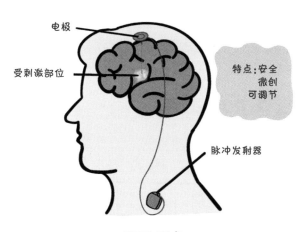

DBS 手术

张大娘:"那做完手术后效果怎么样? 能不能去跳广场舞?"

护士:"这个手术不仅能够明显提高运动能力,显著改善僵直、震颤、动作迟缓的症状,还可以减少每日抗帕金森病药物的摄入量,减少由药物引起的不良反应。如果恢复好的话,简单的动作还是能够做的,您完全可以重返舞坛！但是一定要控制跳舞的时间和强度。"

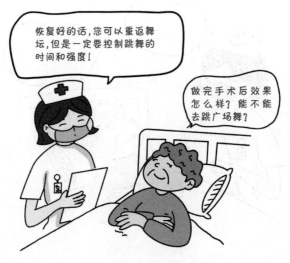

恢复好的话,您可以重返舞坛,但是一定要控制跳舞的时间和强度！

做完手术后效果怎么样？能不能去跳广场舞？

手术后活动指导

张大娘:"那真是太好了,这下可以安心睡觉了！"

张大娘打消了之前的担忧后,又燃起了对未来生活的向往,很快就入睡了。

5.远离帕金森,养出"小金身"

预防帕金森,越老越用心。

饮食要清淡,酒烟要避开。

药物合理用,避免副反应。

日常要保健,动脑加锻炼。

及时早治疗,"金身"我来保！

广场舞队伍里,一个特殊的身影引起人们的议论——张大娘。前几个月,张大娘因为得了帕金森病去医院动手术了,大家都以为她从此会告别广场舞，没想到这么快就回来了！一段舞下来，张大娘便被其他人围了起来。

王阿姨："张大姐，怎么看，您也不像动过手术的人呢？瞧您这生龙活虎的样子，怎么恢复得这么好，快给我们讲讲呗。"

张大娘："哎呦，我正想找个机会和您说道说道呢！自从做了这个手术，我特别注意养生保健，生怕那帕金森病再找上我。"

王阿姨："是吗？您都做了些啥？"

张大娘："我出院的第一件事情就是把饮食习惯改了。我以前太爱吃一些高脂肪、高胆固醇、高盐食物，像是油炸类食物、熏肉、咸菜等等，医生说长期吃这些，会引起脑血管病变，为帕金森病埋下伏笔。现在好了，我统统不吃了，就算吃肉，我也选择鱼肉、牛肉这些低脂肪的。烹饪方式也由以前的爆炒改为清蒸。"

王阿姨说："听您这么说，我家饮食习惯也得改改！"

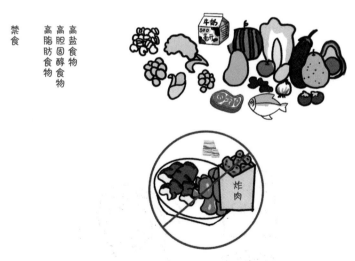

合理饮食，营养均衡

张大娘："我现在除了按时吃治疗帕金森病的药，其他药物不敢随意服用。医生说有些药物刺激性强，会损害神经，从而引发帕金森病。

我现在哪怕吃感冒药,都要看一下药物成分,一些不明白的药,使用前都先要咨询医生。"

王阿姨:"天哪!您这么仔细,我得向您学习。"

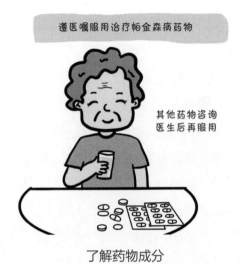

遵医嘱服用治疗帕金森病药物

其他药物咨询医生后再服用

了解药物成分

张大娘:"医生还说帕金森病往往对大脑情有独钟,会使大脑出现衰老症状,对我们中老年人更为青睐。所以,我们平时要注意锻炼脑力,多做做算数或者玩玩魔方。最重要的是做好保健,多运动。"

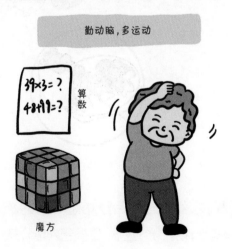

勤动脑,多运动

算数

魔方

听张大娘说完，王阿姨笑着说："那还等什么，让我们的舞步动起来！"说着便拉着张大娘走向广场中央。

（四）渐冻症照护要点

1. 被禁锢在身体里的人生——渐冻症

渐冻症，也叫肌萎缩侧索硬化，提起它很多人可能都不知道，但想必大家都知道英国著名物理学家霍金，他便是一名渐冻症患者。

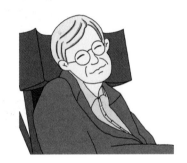

霍金

我们无论走路、说话、吃东西等，都要依靠肌肉，而渐冻症会让人全身所有肌肉萎缩直至无法完成基本的生理需求。到疾病后期，患者只能躺在床上，像一个木头人一样，除了有一个活跃的大脑，全身肌肉都无法正常运动，最终结局是生命的凋零。

渐冻症早期没有明显症状，完全不影响生活，和正常人一样。但是随着时间推移，就会逐渐出现四肢无力、肌肉不受控制地跳动、容易疲劳等，渐渐地就会出现从四肢再到全身肌肉萎缩。

渐冻症具体表现是怎样呢？

先是胳膊抬起吃力，走路跛行，慢慢发展为讲话困难、吃东西困难，最后到呼吸困难。最可怕的在于，它只会令患者失去行动能力，并不影响认知能力。患者能听、能看、能思考，甚至能感觉疼痛，却无法表达,是一位"清醒的植物人"。

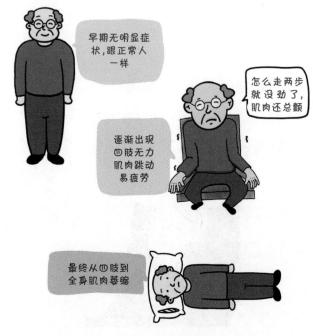

渐冻症肌肉变化

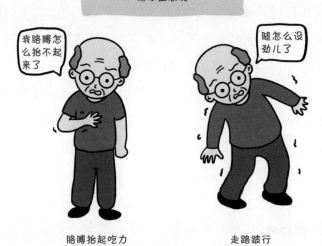

起初表现

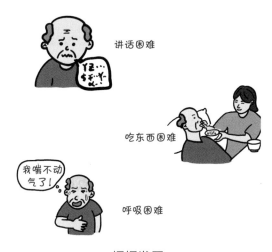

慢慢发展

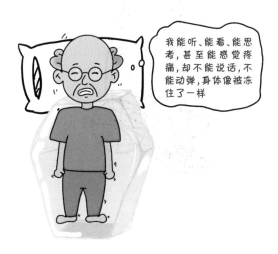

最后变成清醒的植物人

　　患者看着自己被一步步"冻住"。从不能说话、不能吞咽、不能动，直至不能自主呼吸，到最终离开，这是一个身心都在深受煎熬的残酷疾病。

2. 渐冻症的治疗要点

　　渐冻症多在 30 ～ 60 岁的男性发病，具体发病原因至今不明。

据目前研究表明,20% 的病例可能与遗传及基因缺陷有关。另外,有部分与环境因素有关,如重金属中毒等,都可能导致该疾病。

目前该疾病并没有特效药,我们能做的就是及时到医院就诊,早诊断、早治疗,及时给予神经营养保护来减缓疾病进展速度。虽然目前还没有根治的办法,但随着科学的发展,无数的科学家正在从干细胞治疗等高新技术领域探索治疗方法。目前已经开展的干细胞移植治疗,显示了较高的安全性和可行性。

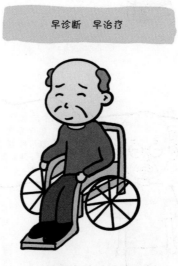

关爱渐冻症患者

3. "渐冻人"保持呼吸顺畅的小妙招

由于渐冻症发展过程较长,有一部分渐冻症患者选择居家护理。到了疾病后期,呼吸功能逐渐下降,会出现咳痰能力变弱等情况。对于居家的渐冻症患者,照护者该如何保障他们呼吸顺畅呢? 这就要求照护者学会一些护理操作,来保障渐冻症患者最基本的呼吸功能。

学会叩背排痰

渐冻症患者肌肉萎缩后，会处于一个长期卧床状态，容易引起肺部感染，从而产生痰液。由于渐冻症患者的肌肉群不能正常工作，会导致痰液不易咳出，进而加重肺部感染，形成恶性循环。这时我们可以通过拍背的方式刺激咳痰，达到促进痰液排出的效果。

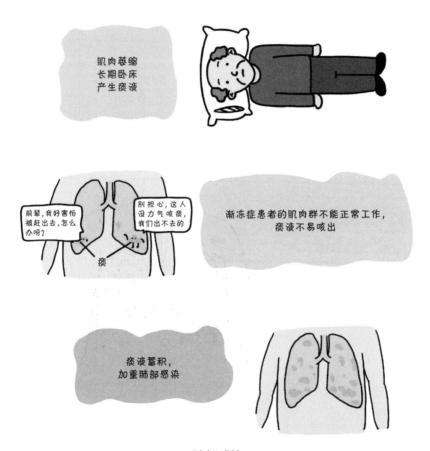

肺部感染

叩背排痰手势：五指并拢呈弓状，腕关节用力，以患者自身可承受的力量为宜。

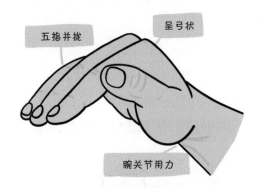

五指并拢　　呈弓状

腕关节用力

叩背排痰手势

叩背排痰部位及方法：避开肾脏，由下向上，由外而内，每分钟40～50次，持续10～15分钟。

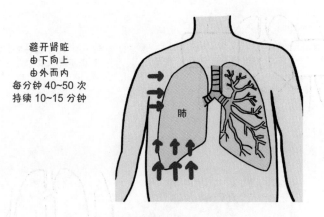

避开肾脏
由下向上
由外而内
每分钟40~50次
持续10~15分钟

肺

叩背排痰部位及方法

学会使用家庭氧疗装置

氧气是保障我们大脑正常运转不可缺少的养分，但对于渐冻症患者来说，呼吸本就是一件不容易的"工作"，为了保障机体的用氧需求，建议使用家庭氧疗装置。目前市面上的家庭氧疗装置有氧气袋、氧气瓶和家庭氧疗仪。

●氧气袋：携带方便，但容量有限，只能短期应急，不适用于长期氧疗；

● 氧气瓶：容量较氧气袋大，但不方便移动；

● 家庭制氧机：使用方便，较氧气瓶移动方便，安全性能高，是目前最常用的。

使用氧气装置时，要注意"四防"——防震、防热、防火、防油。即避免剧烈摇晃或撞击、避免遇热、避免明火、避免涂抹油性物质，否则有可能引起爆炸或燃烧。

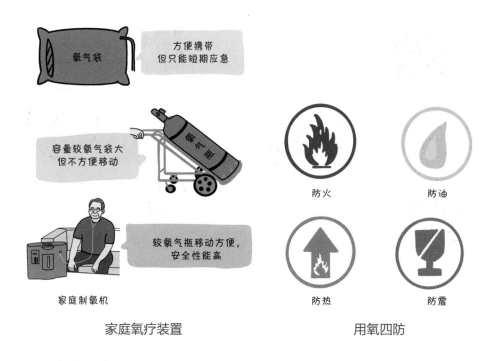

家庭氧疗装置   用氧四防

学会吸痰技术

随着肌肉群萎缩的加重，渐冻症患者几乎无咳痰能力，这时就需要照护者在专业人士指导下学会吸痰技术。简单总结为一听、二看、三动手。

一听：听声音。听喉部是否发出"呼噜噜"的声音（即痰鸣音）、是否产生剧烈咳嗽、咳痰。

二看：看面色、表情。观察患者是否存在面部通红甚至发紫、两眼怒视、出现惊恐表情等憋气状况，或者痰液卡在喉部未能咳出的情况。

三动手：动手进行吸痰。

● 操作前：如果正在进行氧疗，酌情提高吸氧量（5升／分）；调节负压（成年人0.02～0.04兆帕），吸痰管保持无负压状态；吸痰桶内液体超过容积的2/3应及时倾倒或更换。

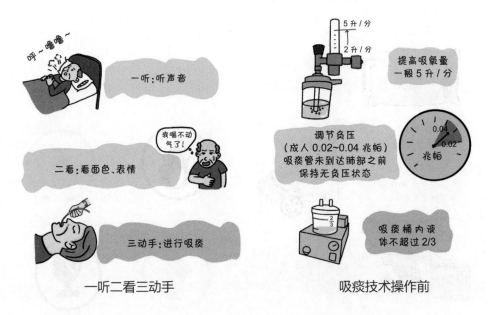

一听二看三动手　　　　　　　吸痰技术操作前

● 操作中：拿取吸痰管的手佩戴吸痰专用一次性手套并保持清洁，不接触吸痰管以外的物体，如有污染，更换新的吸痰管，每根吸痰管只用一次；注意吸痰顺序，先口腔再鼻腔；每次吸痰时间不超过15秒，以免造成缺氧；吸痰过程中观察面色、表情，如出现面色发紫、呼吸暂停等异常表现时，立即停止吸痰。

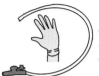

- 吸痰前戴一次性手套
- 若污染,更换新的手套和吸痰管
- 每个手套与吸痰管只用一次

- 先口腔再鼻腔
- 每次吸痰时间不超过 15 秒

- 吸痰中观察面色、表情
- 若出现面色发紫、呼吸暂停等现象
  立即停止吸痰

吸痰技术操作中

● 操作后:吸痰结束后将氧气流量恢复正常;吸痰产生的不舒适感有时会给患者带来恐惧感,吸痰前后多给予关爱。

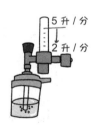

将氧流量调至
吸痰前水平

5 升 / 分

2 升 / 分

吸痰前后多给予关爱

吸痰技术操作后

虽然我们尚无法治愈渐冻症,但只要大家充满关爱之心,掌握有效的护理技术,一定能提高渐冻症患者的生活质量!

4. 让"渐冻人"不再孤独——您不是一个人在战斗

欢迎大家收听本期的健康之声,我是主持人"木头人"。

不知道大家有没有体会过肢体力量突然减弱,如无法用筷子夹菜,拧不开饮料瓶盖子,端不起水杯,拧不动家门钥匙,腿部略有僵硬感,似乎有一条腿抬不起来……

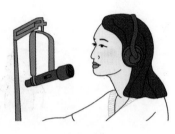

健康之声

想必大家都没有过这种感受吧,但是世界上有一些人正在经历这种痛苦,他们甚至不能吞咽、不能呼吸,他们就是我们所说的"渐冻人"。

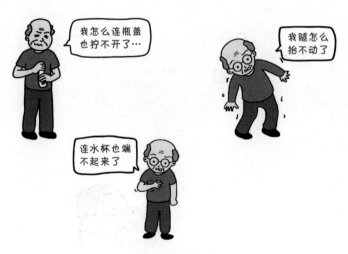

肢体力量突然减弱

病情无情人有情，有这么一对夫妻，丈夫就是我们所说的"渐冻人"，妻子为了给丈夫治病不惜花光了所有积蓄，从一开始四肢无力到无法自理，最后只能靠着呼吸机维持生命，病魔日复一日地折磨着两人的生活，一次次病危让这个家庭变得无助而又绝望。"竭尽所有，不惜一切挽救他。只要他活一天，就要给他最好的陪伴和爱。"妻子这样告诉我们。

　　终于，丈夫顽强地活了下来，不仅如此，丈夫还学会了用眨眼打字的方式，利用眼控电脑累计打出 30 余万字，用亲身经历为病友解答治疗和护理问题，鼓舞病友增强"抗冻"信心。2013 年夫妻二人在北京正式成立"北京东方丝雨渐冻人罕见病关爱中心"，为广大病友带去福音。

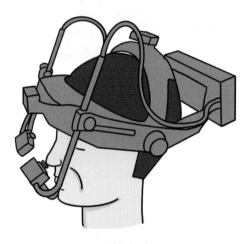

眼控电脑

　　令人欣慰的是，在妻子及其同学们的持续努力下，2014 年 8 月建立了国内第一支"渐冻人"联合劝募基金——中国福利基金会渐冻人基金，解决了患者用不起呼吸机的问题。

　　关爱"渐冻人"的公益事业需要社会的关心，需要政府的支持，也需要更多的爱心人士加入进来。在此，我呼吁大家伸出援助之手去帮助"渐冻人",让他们感受到人间的温暖,看到明日的阳光! 感谢收听本期节目,下期再见!

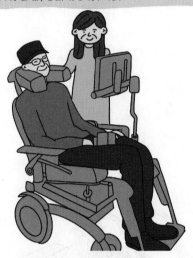

爱心呼吁

(五)老年人睡眠障碍照护要点

睡眠是人们生活中不可缺少的部分,但对于一部分老年人来说,由于机体的衰老、各种慢性病的"折磨",往往更容易造成睡眠障碍。睡眠障碍的表现形式有很多,比如失眠、嗜睡症、睡眠呼吸暂停综合征等,其中最常见的就是失眠。

1. 白天不懂夜的黑——失眠

老年人的睡眠时间往往比年轻人少,而且喜欢早睡早醒,这些都是正常现象,但当出现以下情况时,应考虑发生了失眠。

● 上床后翻来覆去睡不着,往往需要 30 分钟甚至更长时间才能入睡;

- 夜间醒来次数超过两次，醒来之后难以再次入睡；

- 早晨醒得早，比往常正常起床时间早 30 分钟以上；

- 夜间总睡眠时间不足 6 小时。

以上情况出现 1 项以上，并伴有多梦、醒后仍感头晕、乏力、困倦等不适状况，每周超过 3 次且持续至少 1 个月时，请及时就医。

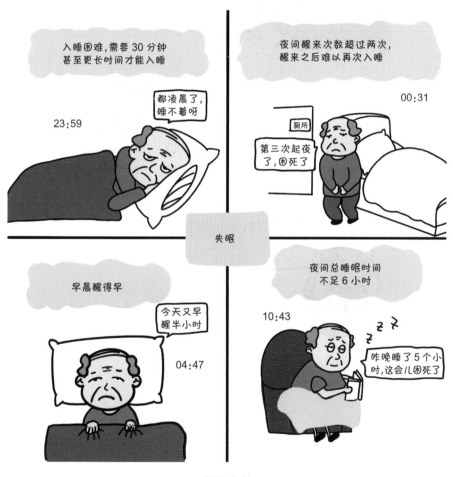

失眠症状

根据失眠的原因，分为心理性失眠（过分在意睡眠引起的失眠）、睡眠卫生习惯不良（不良的日常生活行为导致的失眠）、抑郁相关性失眠（抑郁心境导致的失眠）等。失眠可以通过纠正行为、心理疏导或服用药物，摆脱失眠困扰。

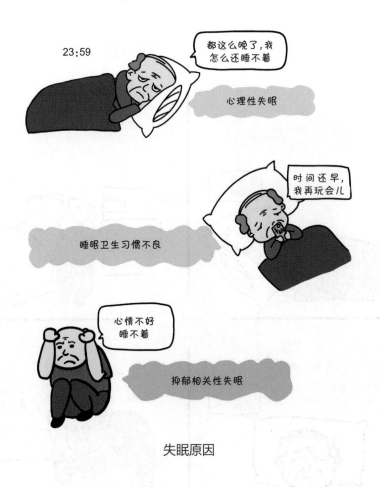

失眠原因

2. 提高老年人睡眠质量的必修课

人生命的三分之一都在睡眠中度过，良好的睡眠会使我们的身心充满活力。伴有失眠的老年人可以通过逐步纠正睡眠行为，恢复高质量的睡眠。

● 规律的作息时间：为自己制订睡眠计划，保证每天 6 ~ 8 小时的睡眠时间。比如对于习惯早起的老年人，建议上床时间为晚上 10：

30—11:00,起床时间为早上 5:30—6:00。

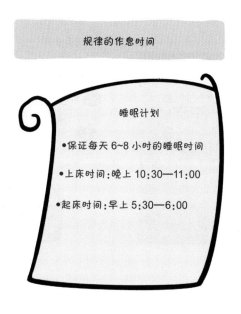

- 每天适度规律运动:但不要在睡前 2 小时运动,建议下午 2 点至 3 点散步 30 分钟。

- 安静舒适的睡眠环境:避免噪声、强光等干扰,建议关灯睡觉、卧室安装遮光窗帘、不开着电视睡觉等。

- 晚餐后不喝酒、茶和咖啡,睡前避免喝太多水、吃太多食物,可以喝 100 ~ 200 毫升温牛奶帮助睡眠。

- 上床 20 分钟仍不能入睡,可起身做一些单调的事情,比如看书(避开类似推理小说等书籍)、听舒缓音乐等,如有睡意立即上床睡觉。

- 失眠者避免白天小睡或午睡。

- 对于退休或丧偶的老年人,多参加社交活动,如参加广场舞、上老年大学等,家人也应抽出时间多陪伴老年人,减少老年人的孤独感。

通过这些措施仍入睡困难，请及时去医院就诊。

安静舒适的睡眠环境

卧室安装遮光窗帘

不开电视睡觉

关灯睡觉

睡眠环境

晚餐后不喝酒、茶和咖啡

咖啡

酒

茶

睡前避免喝太多水、吃太多食物

牛奶 200 毫升

可以喝 100~200 毫升温牛奶

注意饮食

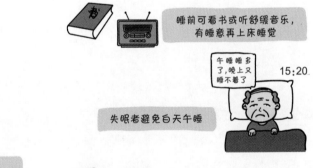

睡前可看书或听舒缓音乐，有睡意再上床睡觉

午睡睡多了，晚上又睡不着了

15:20

失眠者避免白天午睡

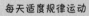

每天适度规律运动

不要在睡前 2 小时运动

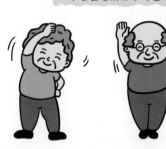

适度规律运动

多参加社交活动，家人抽时间多陪伴老年人

通过以上措施仍入睡困难请及时去医院就诊

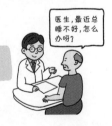

医生，最近总睡不好，怎么办呀？

陪伴老人

3. 老年人如何科学使用安眠药

李叔今年 60 多岁了，最近睡眠变得越来越差，无奈之下，李叔只好来到吴医生诊室。

李叔："吴医生，这些天来，睡眠质量变得更差了，夜间总是感觉难以入睡，梦魇不断，起床后身心俱疲，毫无精神。我就把安眠药剂量由每晚 1 粒增加到每晚 3 ~ 4 粒，可是效果还是不太理想，您说我该怎么办呢？"

吴医生："李叔，像您这种情况，可能是由于长期服用这种安眠药，对它产生了耐药性。我给您更换另外一种药物，在此之前，我必须要跟您强调一下——您自行增加药物剂量的做法是错误的。老年人对安眠药的吸收、代谢、排泄能力比较慢，长期、大量用药后容易出现药物的蓄积，会对体内脏器造成损害！"

李叔："好的，吴医生，我以后绝对不自己多吃药了！请教一下服药前后有哪些注意事项？"

吴医生："服药前一定要洗漱完毕，做好入睡准备。服药时，用足够温水将药物冲服到胃里，避免因为水不够，导致药物黏附在食管上，影响药物作用。服药后，尽快上床休息，尽量减少床下活动，防止药效发作，发生跌倒。还有一点一定要记住！安眠药严禁酒后服用，这两者混合在一起会产生中毒现象。"

李叔："我一定记住吃药不喝酒，喝酒不吃药！"

吴医生："安眠药我已经为您开好了，您按照我开具

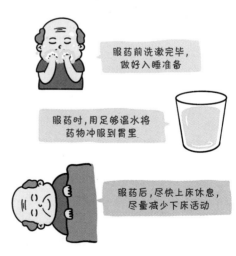

服药前洗漱完毕，做好入睡准备

服药时，用足够温水将药物冲服到胃里

服药后，尽快上床休息，尽量减少床下活动

科学服用安眠药

的医嘱进行服用,不要自行加药,身体有任何的不舒服,及时与我沟通。最后,我再强调一下,人的身体对安眠药具有耐受性和依赖性,所以平时一定要多通过非药物治疗的方式改善睡眠,争取早日停用安眠药。"

李叔:"好的,谢谢吴医生,我一定按照您说的做,早日摆脱失眠困扰。"

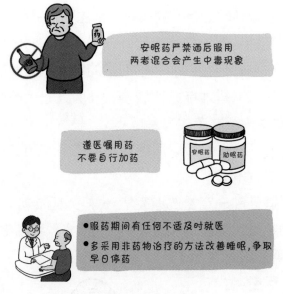

安眠药严禁酒后服用
两者混合会产生中毒现象

遵医嘱用药
不要自行加药

安眠药　助眠药

● 服药期间有任何不适及时就医
● 多采用非药物治疗的方法改善睡眠,争取早日停药

安眠药服用注意事项

(六)面神经炎照护要点

1. 外貌猎手——面神经炎

今天,我带大家认识一下外貌猎手——面神经炎,在医学界,又被称为面神经麻痹、周围性面瘫或贝尔麻痹。

面神经炎实行"不完美主义",也就是说它们只掠夺半面脸的样貌。主要目标人物是有头面部外伤史、受到病毒感染(如带状疱疹病毒、腮腺炎病毒等）、受凉或上呼吸道感染的人群。

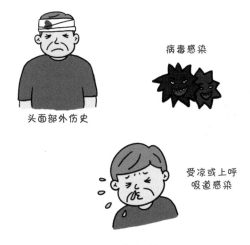

病毒感染

头面部外伤史

受凉或上呼吸道感染

易感人群

　　下面是一位受害者的自述。

　　"那天可以说是暗无天日。当时我正在积极准备老年人交谊舞大赛，每天清晨都要早早去公园排练。一天早上起来，我发现家里没有热水了，由于着急出门，就胡乱用冷水洗了一把脸，帽子围巾啥也没带，顶着大风就出了门。"

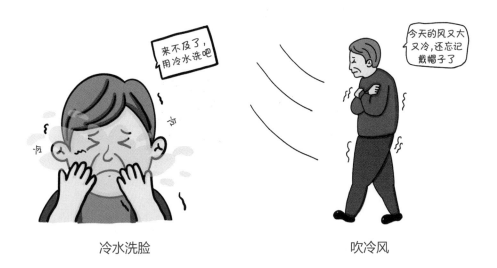

来不及了，用冷水洗吧

今天的风又大又冷，还忘记戴帽子了

冷水洗脸

吹冷风

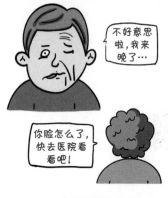

突发面瘫

"等我到了公园,舞伴发现我脸歪了,我赶紧到卫生间照镜子。发现右侧脸整个垮掉,右侧嘴角下垂,右侧眼睛不能完全合上,像是在做一个鬼脸。我尝试着抬起下垂的嘴角,做微笑的表情,可根本做不到。舞伴把我送到了医院,我想这下可完了,我英俊潇洒的容貌就要毁于一旦了。经过一系列检查,医生告诉我得了面神经炎。"

受害者说着说着有点激动,情绪稍微稳定后他接着说:"我尝试着皱额头、闭眼睛,都无能为力,我的额头和眉毛完全不受控制,额头的皱纹也没有了,感觉一张平整的纸被蹂躏了一半,很不协调。我努力地鼓腮,但发现嘴巴闭不紧,会漏气。后来我发现我吃东西也出现问题了,食物残渣常留在嘴巴内咽不下去。"

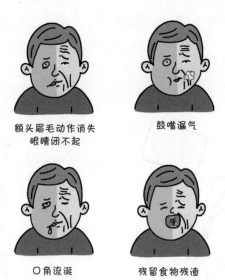

面瘫表现

"眼睛不能完全闭合,眼球向上外方转动,显露白眼球,医生说这是贝尔征,我给大家做一下这个动作吧。"

"我害怕极了,医生给了我安慰和信心,经过服药、理疗及针刺治疗,第2周开始症状渐渐好转,1个月以后完全恢复了,我终于可以继续参加我热爱的交谊舞大赛了!"

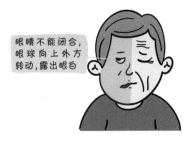

眼睛不能闭合,眼球向上外方转动,露出眼白

贝尔征

2. 老年人怎样预防面神经炎

面神经炎的直接表现就是改变人的面貌,使人产生自卑和恐惧感。老年人应该怎样做才能远离它呢?

避免面部接受冷刺激:炎热的天气避免头面部长期对着空调、风扇吹风;遇见大风或者寒冷天气,出门注意面部防风、保暖措施,如戴帽子、围巾,骑车戴头盔等;平日里养成用温水洗脸、洗头的习惯。

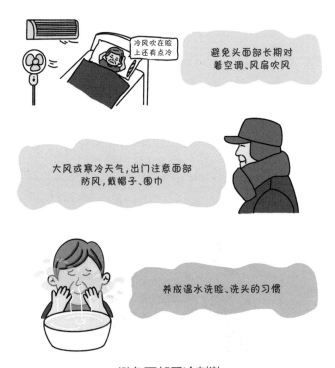

冷风吹在脸上还有点冷

避免头面部长期对着空调、风扇吹风

大风或寒冷天气,出门注意面部防风,戴帽子、围巾

养成温水洗脸、洗头的习惯

避免面部受冷刺激

预防感冒：加强锻炼来增强自身免疫力，如打太极、慢跑等；在流感季节应注意自我防护，如出门戴口罩、回家洗脸洗手漱口等。

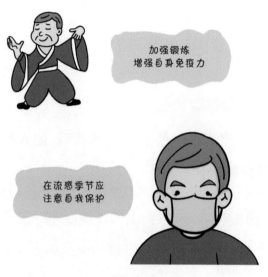

加强锻炼
增强自身免疫力

在流感季节应
注意自我保护

预防感冒

注重饮食：清淡饮食，减少辛辣刺激食物的摄入，多吃当季蔬菜水果，合理搭配食物种类。

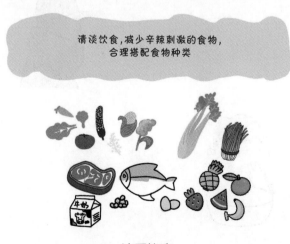

清淡饮食，减少辛辣刺激的食物，
合理搭配食物种类

注重饮食

预防面神经炎，需要坚持不懈长期"战斗"，越早行动起来离它就越远。

3. 得了面神经炎怎么办

面神经炎一般发病突然，大多数人会因口角歪斜等症状而产生焦虑、恐惧心理，他们不仅需要迫切的医学治疗，也需要周围人的关心爱护。

面神经炎怎样治疗呢？

面神经炎分为急性期和恢复期，针对不同的分期，采取相应的治疗措施。

● 急性期——刚开始发病以及发病前期的一段时间。主要是改善局部循环，消除炎症、水肿为主，包括激素治疗，应用神经营养代谢药等。

● 恢复期——发病后期到治愈的一段时间。主要以促进神经功能恢复为主，包括继续使用神经营养药物、针灸、按摩等治疗。

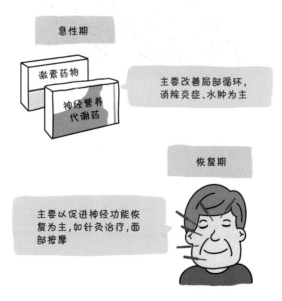

面神经炎治疗

面神经炎患者的家人能做些什么呢?

多陪伴患者,并进行心理疏导,稳定情绪。陪患者做自己爱做的事情;当患者表现出情绪低落时,鼓励他表达出来,并给予相应的回应。

指导并督促患者做康复运动。鼓励患者多锻炼患侧的面部肌肉、加强面部表情肌的运动,如多做睁眼、噘嘴巴、鼓腮、吹口哨等动作。

当患者有咀嚼吞咽困难时,鼓励其细嚼慢咽,不要因进食时间长而表现出不耐烦等情绪。

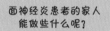

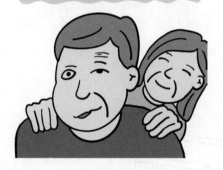

家人照护

面对疾病,患者自己能做什么呢?

当出现闭眼不全或不能闭眼时,白天出门可戴上眼镜,有助于防止阳光刺激和风沙的直接侵害;晚上戴眼罩保护眼睛。

避免再次受凉,注意面部保暖。睡前可用 50 ~ 60 摄氏度热毛巾湿敷患侧面部。

专业的医疗护理、家人的陪伴以及积极乐观的心态是治疗疾病最好的“药方”。

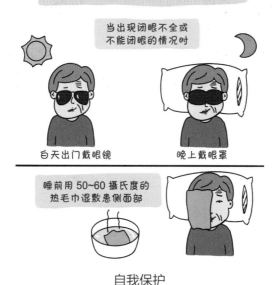

面神经炎患者自己能做什么呢?

当出现闭眼不全或
不能闭眼的情况时

白天出门戴眼镜　　　晚上戴眼罩

睡前用 50~60 摄氏度的
热毛巾湿敷患侧面部

自我保护

4. 面神经炎康复"五官操"

大部分面神经炎经过及时治疗可以恢复。面瘫症状多在 1 ~ 2 周好转,1 ~ 2 个月内基本恢复正常;70% 的人即使未接受任何治疗,也可在 6 个月内完全恢复。但是,有些人也会留有后遗症,如面肌痉挛、面肌无力等。

下面教给大家一套五官操,五官经常动一动,和面瘫早日说拜拜。

第一节:努嘴训练

努嘴即噘嘴,用力收缩口唇并向前努嘴,主要是促进嘴巴周围肌肉群的功能恢复。另外还可改善患者鼓腮漏气、刷牙漏水、流口水等症状。

第二节:鼓腮训练

练习开始时可用手捏住患侧口唇,主要是促进面部肌肉群的功能恢复。

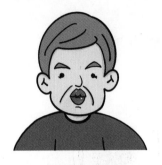

努嘴训练

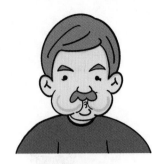

鼓腮训练

第三节:抬眉训练

同时练习抬起双侧眉毛,主要是促进额头及眉部肌肉群的功能恢复。

第四节:闭眼训练

同时练习闭上双眼,当患侧不能完全闭合时可用手轻轻地按摩,帮助其闭合,以促进眼部肌肉群的功能恢复。

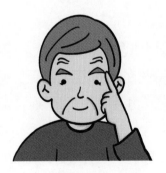

抬眉训练

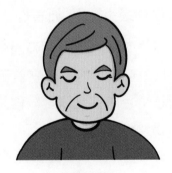

闭眼训练

第五节:耸鼻训练

耸鼻运动是通过收缩提上唇及吸鼻子来实现的,主要是促进唇部及鼻部肌肉群的功能恢复。

第六节:示齿训练

示齿动作即平时我们说的"呲牙",练习时要注意健侧和患侧同时用力,避免惯性加重口角偏斜程度,主要用于面部肌肉群的功能恢复。

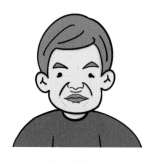 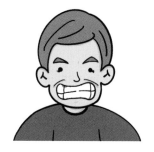

耸鼻训练 示齿训练

为了方便记忆,为大家准备了五官操顺口溜:

五官操,面瘫疗。

努努嘴,不漏水。

鼓鼓腮,止口水。

闭闭眼,笑眼回。

耸耸鼻,治疗嘴。

呲呲牙,相貌美。

每天做个十几回,

貌美如花心情美。

五、健脑益智，自我保健——老年人护脑要点

曹丕曾问华佗他们兄弟三人谁医术最高明，华佗回答："大哥最好，二哥次之，我最差。大哥治病是在病发之前铲除病因；二哥治病是在发病之初，治疗轻症；我看病是在病重之时，做到起死回生。"医术最高明之处应是防患于未然，下面让我们一起探讨如何呵护我们的大脑，防范脑神经系统疾病的发生。

1. 老年人健脑补脑吃什么

俗话说"民以食为天"，通过科学饮食，不仅能保障健康的身体，重要的是保障健康的大脑，延缓大脑衰老，老年人吃什么能健脑补脑呢？

富含脂类的食物：脂类参与脑细胞的合成，活化脑细胞，改善大脑功能，如核桃、芝麻、花生、大豆等。

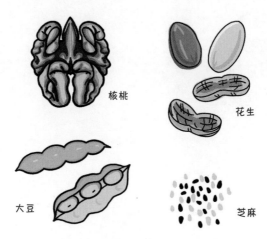

富含脂类的食物

富含蛋白质的食物：蛋白质参与大脑的代谢，让大脑保持"活跃"，如瘦肉、鱼虾、鸡蛋、牛奶、大豆等。

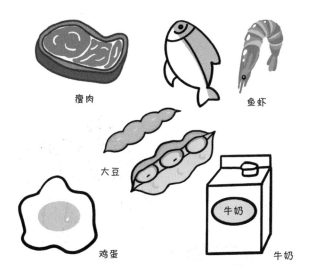

瘦肉　　鱼虾
大豆
牛奶
鸡蛋　　牛奶

富含蛋白质的食物

　　富含糖类的食物：糖类为大脑提供运转的动力，让大脑时刻保持清醒，如谷类、薯类、面包、新鲜水果（苹果、梨、西瓜）等。

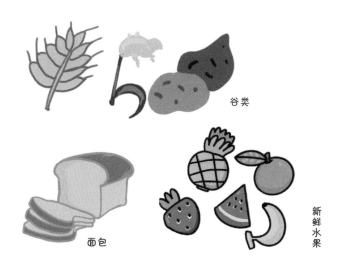

谷类
面包　　新鲜水果

富含糖类的食物

富含维生素的食物：维生素可以增强大脑功能，提高智力，如新鲜蔬菜（胡萝卜、菠菜、豌豆、青椒）、水果（柚子、柠檬、芒果）等。

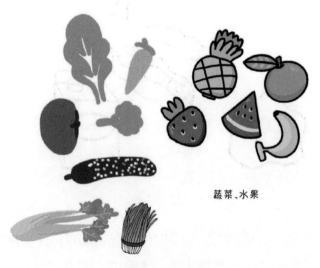

蔬菜、水果

富含维生素的食物

富含矿物质的食物：矿物质（钙、镁、钾等）可以防止记忆力下降，让大脑保持"精力充沛"。

含钙多的食物：奶制品、豆类、虾皮、海带、坚果等；

含镁多的食物：粗粮、坚果、豆类、绿叶蔬菜等；

含钾多的食物：香蕉、柑橙、桃子、番茄、海带、韭菜、菠菜等。

富含微量元素的食物：微量元素（锌、铁、碘等）可以延缓大脑衰老。

含锌多的食物：肉类、蛋、玉米、胡萝卜、南瓜、大白菜等；

含铁多的食物：猪肝、鸡肉、牛肉、海带、黑木耳、芝麻、红枣、山药等；

含碘多的食物：海带、紫菜、海鱼、海虾等。

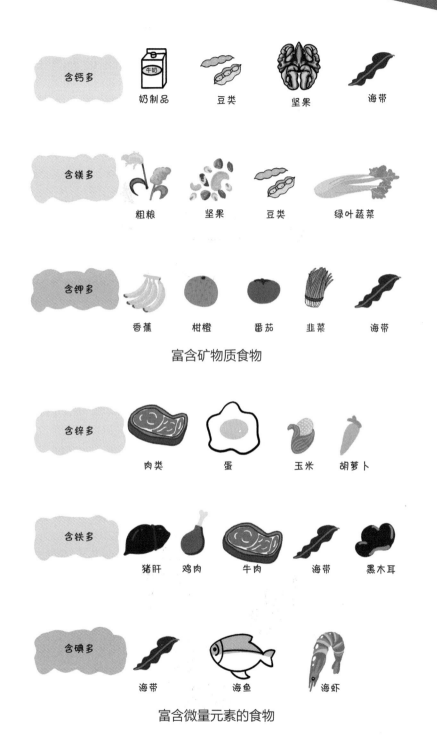

含钙多　奶制品　豆类　坚果　海带

含镁多　粗粮　坚果　豆类　绿叶蔬菜

含钾多　香蕉　柑橙　番茄　韭菜　海带

富含矿物质食物

含锌多　肉类　蛋　玉米　胡萝卜

含铁多　猪肝　鸡肉　牛肉　海带　黑木耳

含碘多　海带　海鱼　海虾

富含微量元素的食物

老年人代谢慢,可以选择少食多餐,荤素搭配、粗细粮结合,每餐搭配不同种类的食物,注意适量食用,这样的饮食不仅为老年人提供较全面的营养,还保障了大脑的能量补给。

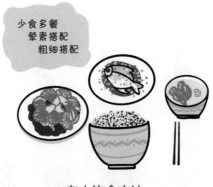

老人饮食方法

2. 哪些良好习惯可以健脑益智

退休后,老年人闲暇时间越来越多,导致大脑也"闲置"起来。大脑其实越用越灵活,通过一些良好习惯可以预防大脑退化,起到健脑益智的效果。让我们一起看一看这些好习惯吧。

做家务:通过做家务,特别是精细活,可以预防老年痴呆,如缝衣服、洗衣、做饭、打扫卫生等。

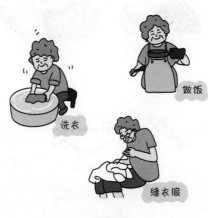

做家务

活动手指：通过活动手指反射性刺激大脑，阻止和延缓大脑退化，如揉核桃、剪纸、拼装小模型等。

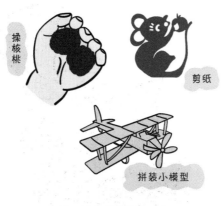

活动手指

培养爱好：既丰富生活内容，又让大脑得到休息，对预防老年痴呆有积极的作用，如跳舞、唱歌、养花等。

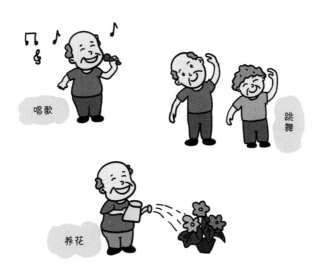

培养有益爱好

阅读：促进大脑活动，减缓认知功能衰退，如读书、看报等。

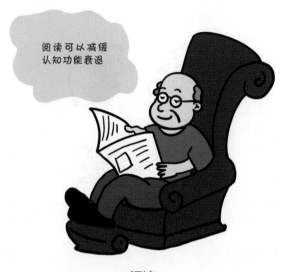

阅读可以减缓认知功能衰退

阅读

3. 运动健脑益智方法

运动可以改善血液循环，提高新陈代谢，让大脑重获动力。让我们一起看一下适合老年人的运动。

有氧运动：增加大脑需氧量，提高记忆力和思维能力。

规律的有氧运动包括慢跑、健步走、打太极、跳舞等，对于睡眠质量差的人群，运动时间可以选择在下午 2—3 点，每次半小时，不仅能缓解白天的压力，还能帮助睡眠。

交替运动：通过身体各部分交替运动，提高自我保健能力。

动静交替：脑力和体力交替；

上下交替：胳膊与腿及脚趾交替。

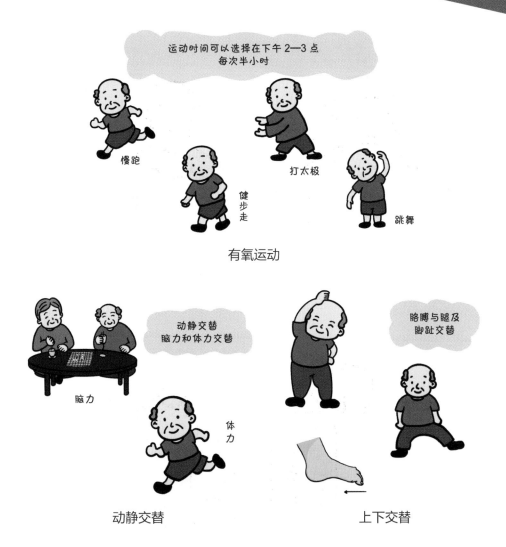

运动时间可以选择在下午 2—3 点
每次半小时

慢跑

健步走

打太极

跳舞

有氧运动

动静交替
脑力和体力交替

脑力

体力

胳膊与腿及
脚趾交替

动静交替

上下交替

头部运动操：改善脑部循环，使人神清气爽，有助于睡眠。

双掌擦头：双手十指交叉置于脑后，左右来回擦 100 次。

左顾右盼：左右转动头部，幅度不宜过大，以自觉酸胀为好，反复做 30 次。

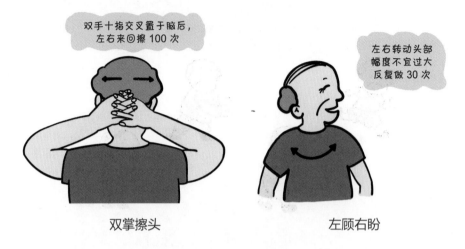

双掌擦头　　　　　　　　　左顾右盼

前后点头:脖子尽量前伸、后仰,反复做30次。

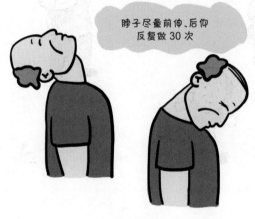

前后点头

旋肩舒颈:双手放在两侧肩部,掌心向下,两肩先由后向前旋转20次,再由前向后旋转20次。

摇头晃脑:头按顺、逆时针方向各旋转5次。

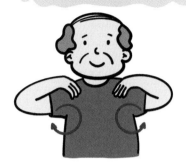

旋肩舒颈

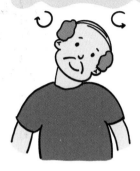

摇头晃脑

头手相抗：双手交叉紧贴后颈部，双手向前用力，头颈则向后用力，相抗5次。

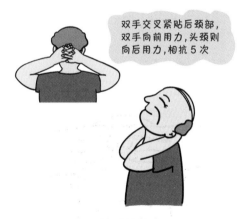

头手相抗

仰头望掌：身体不动，双手举过头顶，头用力左转并尽量后仰，上看左上方手掌5秒钟，复原后，再换方向做。

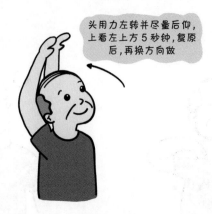

头用力左转并尽量后仰，上看左上方5秒钟，复原后，再换方向做

仰头望掌

4. 中医健脑益智方法

在睡眠不足或劳累后，人们就会感到头昏脑胀，我们可以通过一些中医按摩手法来缓解大脑疲劳，保持大脑活力。

头部按摩：按摩头部能加速头部血液循环，提神醒脑，解除大脑疲惫。

第一，双手手指抹前额30次。

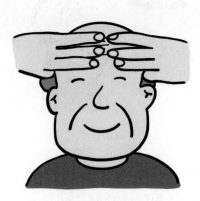

双手手指抹前额

第二,双手食指揉两侧太阳穴 30 次。

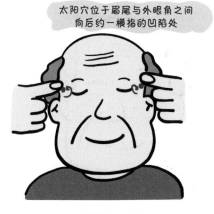

食指揉太阳穴

第三,双手拇指自两侧太阳穴由前向后推揉 30 次。

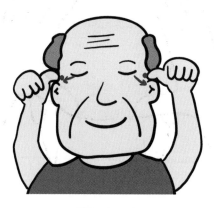

推揉太阳穴

第四，手掌根拍打囟门穴位 10 ～ 15 次，用力要适度，不宜过重。

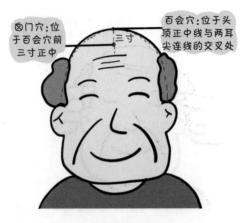

拍打囟门穴

第五，双手拇指按揉风池穴 30 次。

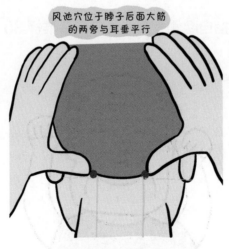

按揉风池穴

足部按摩：通过按摩脚部穴位，从而刺激大脑，解除大脑疲劳。

推搓脚掌：一侧脚趾前伸，脚背绷紧，先用手指由脚踝至脚趾推搓脚掌,往返 20 次,再用手掌横向推搓 20 次,时间为 1 分钟,换脚重复。

搓擦涌泉穴:先用手指推擦涌泉穴 30 次,再用手掌小鱼际搓擦涌泉穴 30 次。

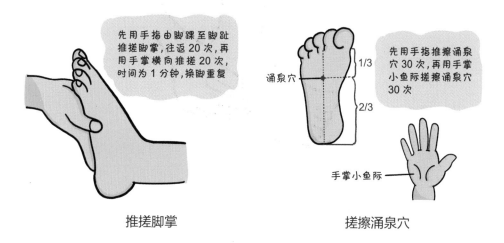

推搓脚掌

搓擦涌泉穴

按摩脚趾:依次牵拉、弯曲、摇动每个脚趾,再反复揉捏脚趾约 1 分钟。

按压脚底:用两手拇指按压脚底 1 分钟。

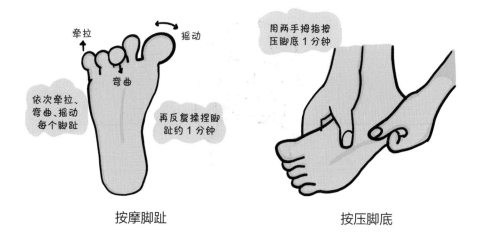

按摩脚趾

按压脚底

揉捏脚跟：手指反复揉捏脚跟约 1 分钟。

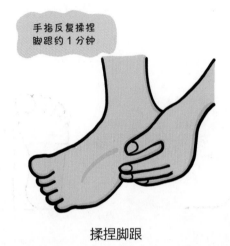

揉捏脚跟

梳头按摩：梳头时能刺激头部穴位，打开头皮毛孔，提高新陈代谢，恢复大脑活力。

爪形梳法：双手五指分开，形如爪状，可以从左右耳部同时对称梳至头顶，左右上下梳动，如此往返操作 5 分钟。

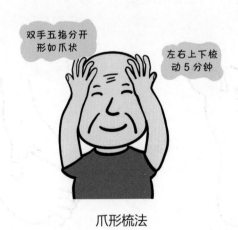

爪形梳法

指掌梳法：手掌固定头部，手指从额头至头顶进行按压，时间为3分钟。

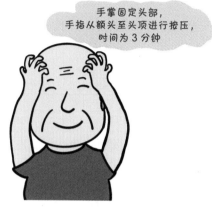

手掌固定头部，手指从额头至头顶进行按压，时间为3分钟

指掌梳法

拳骨梳法：双手握空拳，用指关节处着力于头部，持续、缓慢地梳理。

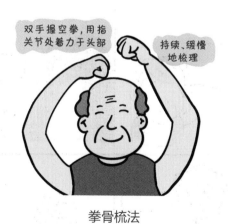

双手握空拳，用指关节处着力于头部

持续、缓慢地梳理

拳骨梳法

六、火眼金睛，辨别真伪——鉴别老年神经系统疾病的是非与否

生活中人们难免被一些假象蒙蔽双眼，让我们一起寻求真相，擦亮眼睛走出误区。

1. "精神病"与"神经病"的鉴别

人们常常存在一种错误的概念，就是把"精神病"和"神经病"混为一谈。每当听到有人去神经科看病，就误以为别人得了"精神病"，导致有些人不敢去看神经科，怕别人认为自己精神不正常。

精神病和神经病到底有什么区别呢？

精神病——也就是人们常说的精神异常，不存在器质性病变，包括精神分裂症、躁狂症、抑郁症等。多表现为语言毫无逻辑；行为不合常理；情绪波动大并且毫无缘由；思维混乱等。

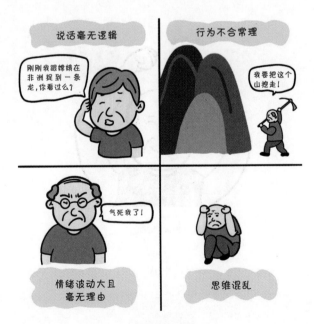

精神病表现

神经病——是指神经系统发生病变，如脑卒中、帕金森病、阿尔茨海默病等。有些"神经病"也可以导致精神异常，但随着病变部位的好转，精神异常也会好转或消失。

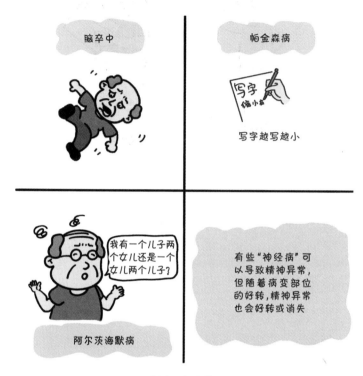

脑卒中

帕金森病

写字越写越小

我有一个儿子两个女儿还是一个女儿两个儿子？

有些"神经病"可以导致精神异常，但随着病变部位的好转，精神异常也会好转或消失

阿尔茨海默病

神经病症状

无论是"精神病"还是"神经病"，都是身体生病的表现，面对疾病，应及时就诊。

2. 是"健忘"还是"老年痴呆"

"西红柿呢？又落市场啦？"王大娘对着刚进家门的王大爷大喊道。

王大爷一拍脑门："唉！真是老糊涂了，这就回去拿。"然后一溜小跑奔向菜市场。

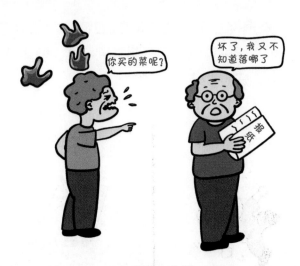

忘事的王大爷

见到我路过,王大妈挥手招呼我过去,低声说道:"小李啊,你是学医的,大妈问你,你大爷最近总是爱忘事,昨天出去买酱油,钱付了,酱油没拿回来,这不,刚去菜市场买菜,又是空着手回来了,你说这是不是得了老年痴呆啊?"

我笑了笑,说:"大妈,您别担心,王大爷最近除了忘事,还有没有其他异常的表现,比如喜欢重复某句话或者不爱说话?"

王大妈拉了拉我的手:"小李啊,不怕你笑话,你王大爷别的爱好没有,就爱贫嘴,从早到晚,都不带重样儿的。"

我又笑了笑问:"那王大爷最近有没有性格上的改变,比如变得特别固执,或者莫名其妙地发脾气?"

王大妈摇摇头:"仔细想想,还真没有,就是每次丢东西回来,老头子大半天不爱说话,情绪也不太好,估计心里也不是滋味儿。"

"那王大爷有没有很简单的算术也不会算?"

"那不会,你大爷去买菜,几斤几两,他算得最清楚!"王大妈说。

"那认路、认人怎么样?"

"这是你大爷的强项,这街坊邻居,谁家的侄子、孙女他门儿清,而且从来不会迷路，我出门都是他带路。"王大娘笑着说道。

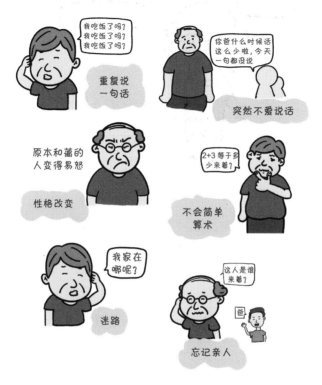

老年痴呆表现

"王大妈，您放心吧，大爷也就是有点儿健忘，完全不是痴呆。人上了年纪以后，大脑功能减退，爱忘事儿是常有的表现。大爷虽然经常落东西，但是对时间、地点、人物，还有周围环境的认知一点儿也不差，而且您上个星期感冒，王大爷可是把您照顾得无微不至啊！老年痴呆则大不一样了，会出现计算力减退，会突然迷路，性格和情感也会发生改变，病情严重的人连生活都不能自理呢！"

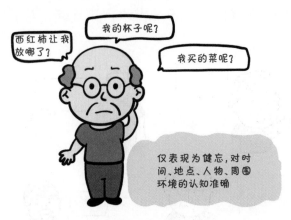

健忘的表现

王大妈释然地点点头,说:"这我就放心啦。"

3. 哪吒仁脑袋的苦恼——鉴别头晕、眩晕、晕厥

半月前,与南海龙王大战一场后,哪吒就觉得三个脑袋都不舒服,于是,一大早就踩着风火轮火急火燎地来到太上老君的兜率宫。

"太上老君,快给看看,我的脑袋晕得厉害,整个乱如麻绳!"最左边的脑袋说。

"先给我看,我也晕,我感觉天旋地转的,我……"最右边的脑袋说。

"我、我、我,老君,我是最严重的晕,我都晕倒了……"中间的脑袋抢着说。

太上老君听完,大声咳嗽一声,说:"三太子,还请一个一个细讲,老身才好——诊断"。

太上老君仔细听完每个脑袋的描述,哈哈大笑起来,说:

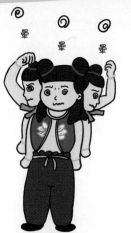

头晕的哪吒

"你这个小子,本事多,毛病也多,三个脑袋三个毛病。"

哪吒三个脑袋面面相觑,有些不解,其中一个问道:"不都是晕吗,咋还三个毛病呢,您不会想多挣几个丹药钱吧?"

"哈哈哈,三太子莫急,你的脑袋们的确都是晕,但是晕的奥妙各不同,且听老身一一道来。"

太上老君摸着胡子,眯着眼睛说:"首先,你!"太上老君指着哪吒最左边的脑袋说:"你是头晕,是最常见的。这种疾病常让你感觉空间定向障碍,但是没有外界环境或自身旋转的幻觉,简单来说就是头昏、头胀、头重脚轻、脑内摇晃、眼花等感觉。这些症状多是由于发热性疾病、高血压、脑动脉硬化、颅脑外伤综合征等疾病引起。"

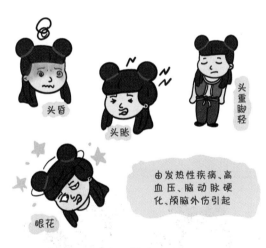

头晕的表现

"而你……"太上老君对着哪吒最右边的脑袋说:"你在他的基础上感觉整个人天旋地转,这是典型的眩晕。这眩晕啊,奥妙大,还分真假。"

"啥算真,啥算假?"哪吒三个脑袋异口同声地问。

"真眩晕也好,假眩晕也好,症状都差不多,最典型的特点是有明显的外界物体或个人的旋转感,主要是从病根上区分。真性眩晕是由眼睛或者耳朵内结构性疾病引起的；假性眩晕多由全身系统性疾病引起，比如心血管疾病、脑血管疾病、贫血等。"

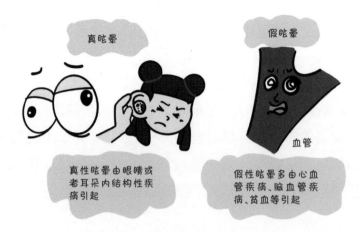

眩晕的表现

"那我呢？"哪吒中间的脑袋担忧地说。

"你啊，又是眼睛发黑，又是差点晕倒的，这明显是晕厥啊。主要是你大脑一过性供血不足造成，发作时因意识丧失不能保持正常站立而晕倒在地上。一般是突然发作，但是恢复迅速，很少有后遗症。"

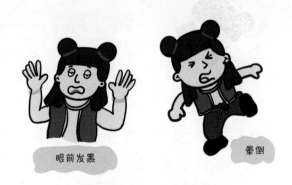

晕厥的表现

"那还有救吗？"哪吒问道。

"有、有、有，太白金星，速将我那炼了三天三夜的丹药取来给三太子。"太上老君大笑着说。

哪吒拿到丹药道完谢，晃着三颗脑袋高高兴兴地回陈塘关了。

4. 老年人经常输液能否通畅血管

经常听到老年人说每年去医院输液通血管，到底是否管用呢？今天让我们一起走进《误区大讲堂》，听听专家怎么说。

主持人："很多老年人认为每年去医院输液能通血管，这种想法对吗？今天，我们就请来了吴教授，让他从医学的角度给大家讲一讲输液到底能不能通血管。"

吴教授："大家好！关于这个问题，目前还没有科学依据证明输液能够通血管。"

主持人："我们都知道水管堵了冲一冲就通畅了，输液不就是往血管里冲水吗？为什么就不能通血管呢？"

吴教授："当我们冲水管时，浮在水管表面的物体会被产生的水压带走，但长在管壁的铁锈则不容易带走。血管堵塞是由于各种物质聚集在一起而形成斑块，输液不会产生所谓的水

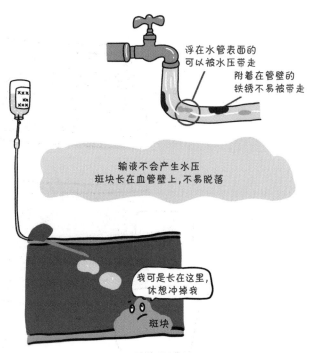

冲水管和冲血管

压,斑块也不是单纯附壁,而像是长在了血管壁上,比铁锈牢固多了!"

主持人:"那为什么输液时会听到医生护士说,这是疏通血管的药呢?"

吴教授:"因为有些药可以去除血管内的有害物质,简单理解为血液里的东西少了,血液相对被稀释了,使得血液更加流畅了;有些药可以扩张血管,就是使血管管径变大,血液流速相对顺畅了。这些药液的使用都是为了缓解症状,治标不治本,也就是说血管内的斑块依旧存在,并不是老百姓理解的把血管冲开了。当出现症状时我们可以去医院输液缓解症状,而没有症状时则不用定期去医院输液。更何况输液微粒的危害及药物不良反应也是老年人需要注意的问题。"

主持人:"非常感谢吴教授为我们讲解这么多,节目最后,再次提醒大爷大妈们,千万别盲信输液能通血管了!"

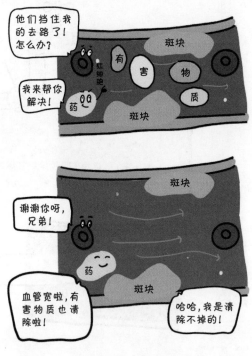

输液只能缓解症状

5. 快住手，容嬷嬷！——戏说"扎指疗法"治脑卒中

话说乾隆二十一年，有一种奇怪的病——脑卒中，在宫内盛行。

某日做完活，桂嬷嬷觉得头晕，以为是太累了，没在意，就早早歇息了。第二天早上她发现自己嘴巴歪了，说话也不清楚，右腿也活动不灵了，由于得了脑卒中，她被贬到了人烟稀少的辛者库。

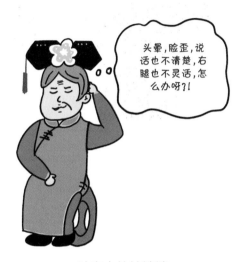

脑卒中的桂嬷嬷

桂嬷嬷正愁眉苦脸时，一个紫衣嬷嬷突然跑到她面前，"桂嬷嬷，我知道怎么治疗你的病了，我亲眼看见容嬷嬷的'扎指疗法'能治脑卒中。"

"真的吗？"桂嬷嬷像是寻到了宝藏，大声说着。

紫衣嬷嬷说："乾清宫那个小李子不也是嘴巴歪吗？容嬷嬷给他扎了手指就治好了。"

当日做完活，桂嬷嬷就被领到容嬷嬷的住处。容嬷嬷要求先付钱再治疗。达成协议后，容嬷嬷就开始她的"治疗"。只见她从一个盒子里拿出一套针具，将针一根根刺入桂嬷嬷指尖。桂嬷嬷疼得大声叫喊，接着就不省人事了。

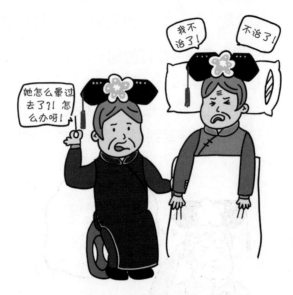

扎指疗法

翌日,桂嬷嬷醒来看到旁边的宫女,问道:"我好了吗?"

宫女:"好什么呀!您被骗了,那个容嬷嬷的'扎指疗法'就是骗钱的。昨天太医恰巧路过那里,听到您的惨叫声,赶过去救了您。又向皇上告发了容嬷嬷,她现在正在吃牢饭呢!皇上还派了太医专门来给您看病呢!您瞧,太医来了。"

桂嬷嬷:"太医,我还有救吗?"

太医:"恐怕痊愈的概率不大,脑卒中这种病越早进行治疗效果越好。您啊,犯了两大错误,一是病急乱投医,找所谓的'江湖郎中'而不是大夫;二是不接受正规药物治疗,选择所谓的'偏方'——扎指疗法。这两大错误让您错失了绝佳的治疗时间,现在只能帮您减缓疾病的进展,进行康复治疗。"

桂嬷嬷听了放声大哭:"早知道我就应该直接去看大夫!"

太医:"以后可要警惕上当啊!无论是'扎指疗法'治脑卒中,还是所谓的'保健丸'防百病,都要提高警惕。生病应及时看大夫,只有正规的治疗才能达到药到病除的效果。"

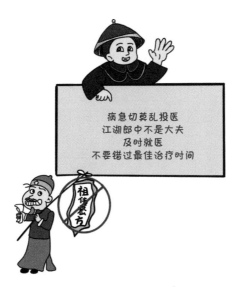

病急切莫乱投医
江湖郎中不是大夫
及时就医
不要错过最佳治疗时间

警惕上当